目录

序 / 1

第一篇 认识保生青草药文化

第一课 青草药在厦门 / 2

第二课 世界的青草药 / 6

第三课 健康中国建设与青草药 / 10

第四课 保生青草药文化的学术认识 / 14

第五课 初心：百姓健康 / 19

第六课 保生青草药文化的基本理念 / 23

第七课 天人合一与青草药文化 / 26

第八课 追远报本与青草药文化 / 29

第九课 以健康为中心的保生青草药文化 / 32

第十课 为善最乐 / 37

第十一课 心病心药医 / 41

第十二课 认识自己和环境的智慧 / 44

第十三课 饮食的智慧 / 47

第十四课 困较好吃补 / 50

第十五课 音乐是良药 / 53

第十六课　为祖国健康工作40年　/ 56

第十七课　口耳相传的民间诊断法　/ 60

第十八课　厦门百姓喜爱的青草药　/ 63

第十九课　神奇的外治手法　/ 67

第二篇　认识中华养生与治病的历史

第一课　神农与《神农本草经》　/ 72

第二课　黄帝与《黄帝内经》　/ 77

第三课　药食同源话伊尹　/ 82

第四课　"四诊合参"扁鹊始　/ 87

第五课　外科鼻祖华佗　/ 91

第六课　经方之祖张仲景　/ 96

第七课　葛洪及《肘后备急方》　/ 101

第八课　许逊及《垂训八宝》　/ 106

第九课　一代药王孙思邈　/ 111

第十课　闽南医祖保生大帝　/ 116

第十一课　苏颂与《本草图经》　/ 121

第十二课　李时珍与《本草纲目》　/ 127

第十三课　台湾医祖沈佺期　/ 132

第十四课　吴瑞甫中西汇通　/ 137

第十五课　民国女中医叶豆仔　/ 142

第十六课　当代青草药专家陈焕章　/ 146

第十七课　针灸大家陈应龙　/ 150

海沧社科丛书

保生青草药文化概述

许子贤 秦丹
蔡秀草 扈美丽 编著

海峡出版发行集团 鹭江出版社

2024·厦门

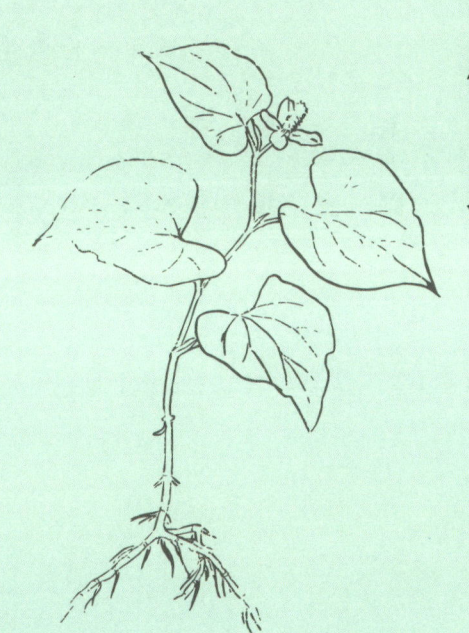

《保生青草药文化概述》编委会名单

主　　任：林丽征

副 主 任：何广生　董大荣

委　　员：陈　耕　黄达绥　程水燃

　　　　　明艳林　陈恒彬　周继政

　　　　　吴耀南　王彦晖　高树彬

　　　　　王明军　丘鹰昆

主　　编：陈　耕

副 主 编：程水燃

第十八课　闽台青草药非遗传承人黄锄荒　/ **155**

第十九课　片仔癀与八宝丹　/ **160**

第二十课　灵源万应茶和老范志万应神曲　/ **164**

第三篇　认识闽南常用的青草药

第一课　降火的青草药　/ **170**

第二课　祛湿的青草药　/ **178**

第三课　退癀的青草药　/ **185**

第四课　常用饮食的青草药　/ **193**

参考文献　/ **201**

后记　/ **203**

序

作者许子贤、秦丹是闽台青草药非遗传承人，蔡秀草和扈美丽是厦门市海沧区保生青草药传习中心坚守不渝的科普志愿者。从2019年厦门市海沧区保生青草药传习中心正式挂牌起，他们就是传习中心所有活动最积极的参与者、推动者乃至组织者。他们也是保生讲坛最忠实的听众，子贤、秦丹还多次在讲坛、社区开讲，分享他们对青草药文化学习、研究、实践的心得。几年来，他们在厦门市思明区的大同社区，海沧区的温厝、未来海岸等多个社区开讲青草药的识别、应用及民间养生习俗；在海沧区华附实验小学、思明区开禾小学等学校给孩子们开设青草药文化普及课，自己编写教材，设计课程，还帮助几个学校开辟了青草药园，将课堂教学与课外实践相结合，使教学通俗易懂，妙趣横生。他们把"健康中国"的理念播撒在厦门居民和孩子们的心中。这本《保生青草药文化概述》就是他们传承、传播省级非遗"闽台青草药"的心得小结。衷心祝贺他们在非遗传承、传播的长征路上踏上新的台阶。

中华优秀传统文化的传承、传播没有终点，需要一代又一代永不止息的接力。正是在这个意义上，这本进学校、进社区传播的小书才焕发出独具的色彩与光芒。它不仅告诉你如何识别和使用青草药，更告诉你健康就掌握在你自己手中，要努力做自己健康的第一责任人。影响健康最重要的因素是心情和生活习惯，愉悦的心情和良好的生活习惯胜过一切补品、药品。而愉悦的心情如何获得？什么才是良好的生活习惯？请打开这本小书。

它不仅告诉你，闽台青草药简、便、验、廉，非常神奇，别有洞天；更告诉你，世界上各个古老的国家都有青草药，青草药正在成为世界关注的焦点。健康中国、健康世界，正在成为我们共同的奋斗目标。

四位作者都叫我"老师"，我内心常常愧疚。但他们叫你老师，你就得想办法挖出点东西给人家。我常常告诉他们，学历不能保证你永远进步，只有学力，孜孜不倦地学习的能力，才能让你不断向上。今天这本小书，跟他们的学历无关，却让我看到他们向善向上的心。我骄傲！

在此，由衷地感谢厦门市海沧区委宣传部、区社科联的大力支持，感谢各位学术顾问高屋建瓴的指教，使这本落实健康中国战略，推动健康厦门的小书得以面世。望有志于保生青草药文化传承、传播的同道同舟共济，砥砺前行。

厦门市海沧区保生青草药传习中心总顾问　陈耕
2024 年 10 月 29 日于北宫青草药园

·第一篇·
认识保生青草药文化

第一课　青草药在厦门

　　一直到20世纪五六十年代，厦门老城区许多人家的天井或阳台、窗台都种有青草药，最常见的有风葱、绣球花叶、红丝线草、鸡舌癀、遍地锦等等。做父母或爷爷奶奶的都知道用青草药治头疼脑热等常见病、多发病。记得小时候住开元路三楼，喉咙不舒服，妈妈便从窗台上砖红色的陶瓷花盆里摘两片风葱叶，洗干净了放杯中，敲个鸡蛋，开水一冲，再加一小块冰糖，好喝又立马解决问题，喝一次喉咙就爽了。有时候贪吃，跟妈妈说喉咙还没好，还要吃一次风葱冲鸡蛋，却总被看穿。现在想来，是母亲把握着用药的分寸。

　　20世纪50年代以前，治疗肺结核还没有特效药，肺结核夺走很多年轻的生命，是一种令人谈之色变的传染病。我母亲不幸染上，对面的老邻居听说后，立即送来一盆红丝线草。记得煮好的汤水微微泛红，母亲每天喝一碗，逐渐控制住了病情的发展。后来，特效药"雷米芳"出来了，母亲终于痊愈，活到97岁高寿。

　　绣球花（球兰）叶则是当时厦门百姓给小孩退烧的特效药。绣球花在窗台盛开,千娇百媚,摘两三片叶子煮水喝下,高烧的孩子片刻就安静入睡,一般四五个小时后就退烧,正可谓是简便效廉。当时有个邻居是外地刚搬来的,不信青草药可退烧。生个女儿好漂亮,长牙时发烧,送医院打针,烧是退了,却导致耳聋,从此不幸成了哑巴,让人唏嘘不已。

那时厦门几个菜市场均有好多青草药摊,琳琅满目,人声鼎沸。草药店(摊)所贩卖的青草药都是药农到郊区或野外采摘的,常见的有一二百种,车前草、白花蛇舌草、遍地锦、龙舌癀、积雪草、白茅根、马齿苋等等,不一而足,都是人们耳熟能详的。它们整齐排列,弥漫着青草香味。

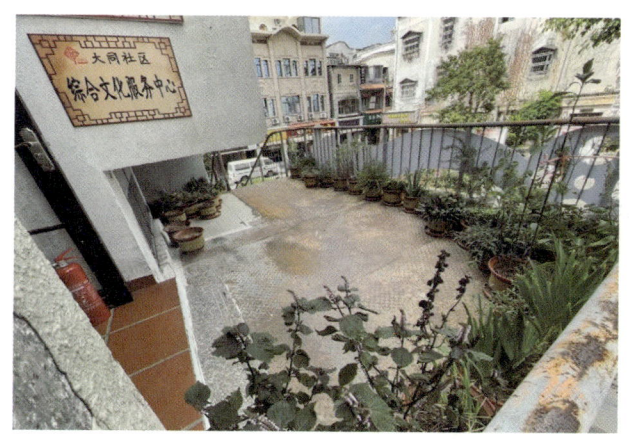
■厦门大同社区露台的青草药

为了便于保存和运输,有不少草药也晒干或烘干,一袋袋堆在草药店里。

到草药店(摊)买青草药的,往往都是家中的长辈,因他们有儿时的青草药记忆和应用的经验。草药商贩往往也是经验丰富的"青草仙",会根据客人描述的情况,因人而异,推荐适合他们的青草药。不少人自己也懂得一些,也会有针对性地挨家找寻自己想要的青草药。走在老街上,人来人往,叫卖之声、询问之声、讨价之声不绝于耳,充满烟火气息,让人有轻松愉悦之感。

当年,厦门街市每逢入夏之后,就有人挑着盛满莲叶的担子沿街叫卖。许多人家纷纷购来一片莲叶煮水,作暑天的饮料。

厦门郊区农民最常用的是"赤查某"（闽南话，指性格比较泼辣的女人），也叫盲肠草，种子形如针，尾端长有倒钩，从其边上经过，常粘在人裤脚上。一直到20世纪七八十年代，各生产队夏

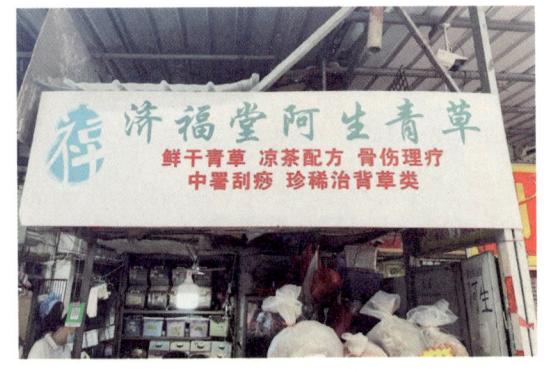

■ 厦门八市的青草药店

季"双抢"时都要专人烧"赤查某"加牛顿草，挑到田间当茶喝，预防中暑。

城里常有人中暑，不过妈妈、阿姨、左邻右舍有好多刮痧的高手，他们将瓷汤匙蘸盐水，在患者肩上、脖颈、背脊麻利地刮几下，红色的痧印就浮现在肌肤上。皮肤被刮疼了，可很快就头不晕脑不胀，全身舒畅。

再重些的暑热，则有阿婆使用"放筋"疗法。摸着病人胳膊或腿上的筋路，用拇指和食指夹住，用力一捏一抓一放，皮肤又痛又痒，前胸后背大汗沁出，登时暑热全消，浑身清爽。

还有一些消暑方法口耳相传，比如入夏后要多吃丝瓜。丝瓜，厦门话里叫菜瓜，说是吃了丝瓜，一夏不得痢疾。可是入秋后，丝瓜就不能吃了，会不利于健康。其中原因至今也不明白，或许这就是《黄帝内经》所言，应"顺时而食"。

到了冬日，气温下降，厦门则有采挖五指毛桃、虎尾轮等根茎草药炖鸡鸭、猪骨的习俗，以滋养气血、强筋壮骨。

总之，老厦门的传统是青草药和观赏花卉一起种在天井、窗台、屋顶天台，左邻右舍你种几样他种几样，用时相互分享，乐在其中。消暑和补益的饮食口口相传，"吃好斗相报"。伤风中暑、闪

腰崴脚时，街头巷尾总有身怀正骨推拿、刮痧放筋的民间高手不请自来。这种民风民俗已不仅是一枝一叶青草药，更是一种相互扶持、共护健康的保生青草药文化。这是厦门百姓对保生大帝信俗（首批国家级非遗项目）及闽台青草药（省级非遗项目）等优秀传统文化的传承，成为厦门文化重要的组成部分。

可惜这一宝贵的传统被我们逐渐淡忘了。所幸，中华优秀传统文化传承发展工程和非物质文化遗产的保护推动，正在唤醒厦门人民对优秀传统文化的记忆，推动人们积极投身于健康中国健康厦门的探索之中。

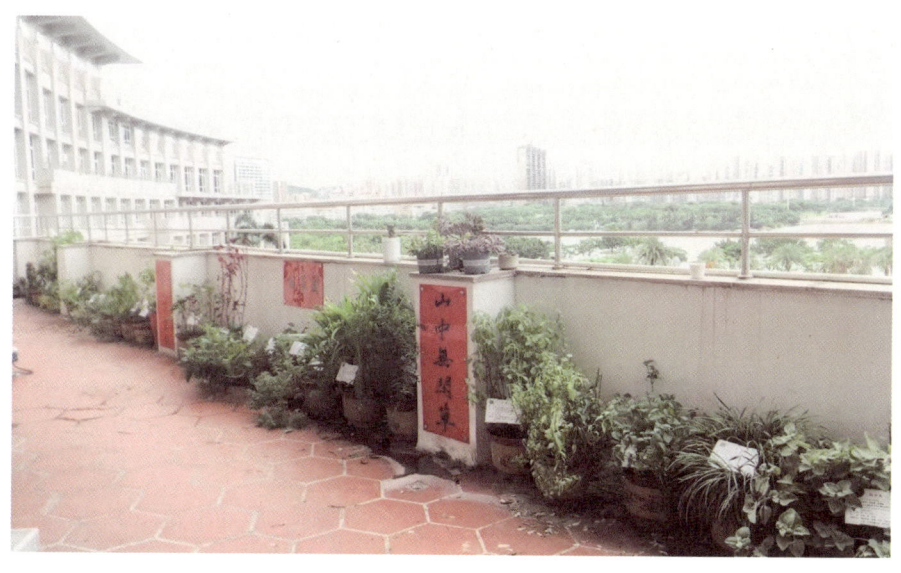

■厦门海沧区政协露台的百草园

第二课　世界的青草药

青草药不仅闽台有，全国其他区域也有；不仅中国有，世界许多古老的民族也有。当然，中国的青草药应用从神农尝百草开始，历史最悠久，品种最多，产量最大，承载的文化信息最丰富。

据马来西亚青草药专家考据，世界青草药生产第一是中国，第2～4位分别是印度、印度尼西亚、马来西亚。《中国药典》中载有超过5700种传统药物，大部分来自植物。在印度传统医学阿育吠陀医学中，大约2000种植物被认为具有药用价值。马来西亚生长的药草约有2000种，其中也包括中国传过去的青草药，如丹参、白芷、乌桕、板蓝根、黄花蒿等等。如同闽南民间一样，当地也有许多独特的应用青草药预防治疗疾病，使族群健康生活与繁衍的方法。

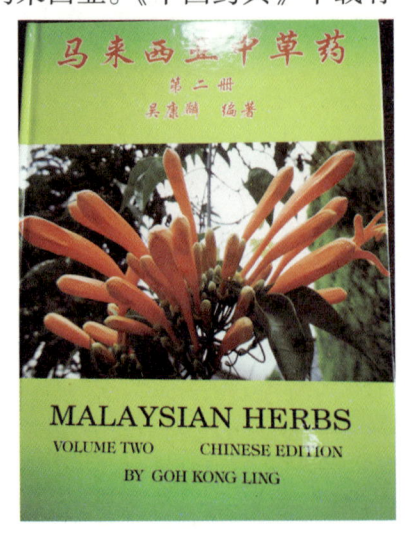

■ 马来西亚青草药专家出版的书

不仅东亚，西亚、非洲、欧洲、美洲都有使用草药的悠久传统。

公元1世纪欧洲医生狄奥斯科里迪斯撰写的第一部欧洲草药志《药物论》，列出了大约600种草药，对西医学产生了重要的影响。一直到17世纪，该书都还是欧洲医生使用的主要参考书①。

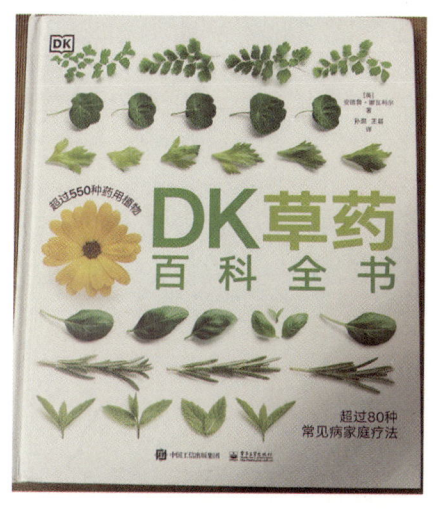

《DK草药百科全书》

公元前1500年的古埃及著作《埃伯斯纸草书》，是保存至今最古老的医学典籍之一，书中记录了几十种草药及它们的用途。

撰写于约公元前1500年的古印度史诗《吠陀经》也包含了当时丰富的草药知识。公元前400年，印度医生写的《遮罗迦本集》，列出了大约350种草药的详细信息。

印度的阿育吠陀据称是世界上现存最古老的医学传统之一，同时也是一种生活方式。它以身体、思想和精神的相互作用为基础，是一种独特的整体系统。它认为，万物存在的所有方面的起源都是纯粹的智力和意识。能量和物质是一回事，能量表现为五种元素：空、风、水、火、土，它们是构成所有物质的基础。

这让人不由想起中国医学中的金、木、水、火、土五行。

中美洲的农村普遍使用草药，尤其是在危地马拉和墨西哥。按照墨西哥传统，体内的冷热元素失去平衡，是导致疾病发生的根本原因。而治疗者要做的是恢复患者的元素平衡和生命力。这是否会让人想起中国的阴阳论？

---

① ［英］安德鲁·谢瓦利尔：《DK草药百科全书》，孙灏、王晨译，电子工业出版社，2023年，第19页。

实际上，直到20世纪，世界上许多乡村都还有草药使用传统。经过试验和验证的当地植物被挑选出来，用于解决一系列常见的健康问题，并作为茶饮用，或用作洗液，甚至和猪油混合作为膏剂涂抹使用①。

长久以来，对青草药的使用历史还推动了各民族关于医药和人的健康理论的发展，甚至成为一种生活方式。

可见青草药并非中国独有，亦非发展中国家独有。当今世界，各国都有应用草药养生祛疾的文化和经验。青草药疗法属于自然疗法，已逐渐风靡全世界。

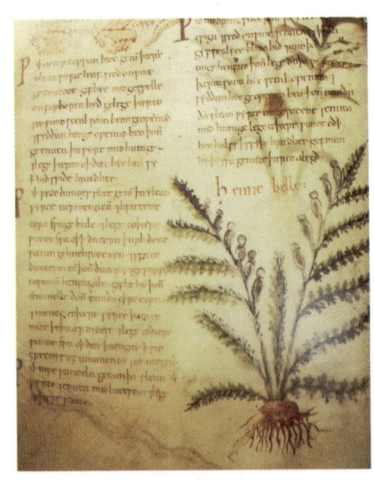

约1050年欧洲一草药志的手稿

"大约有5万至7万种植物曾被作为药物使用。今天，西方草药医学仍然在利用数百种欧洲本土植物及来自其他大陆的数百种植物治病"②。中国药物在世界最负盛名的就是挽救了数以百万计病人的青蒿素。屠呦呦因此成为中国第一个获得诺贝尔生理学或医学奖的科学家，世界也因此了解到中国的青草药——青蒿。但很多人不知道，屠呦呦研究制作青蒿素时用的青草药——黄花蒿，很多是由协作单位之一的厦门市医药研究所提供的。黄花蒿生长于闽南各地，是一年生草本植物，有很好的清热、解暑、截疟、凉血之功效。

草药一直是发展中国家的主要药物形式，如今在发达国家再次流行起来，人们在面对慢性压力和污染时，想要努力保持健康，便

---

① ［英］安德鲁·谢瓦利尔：《DK草药百科全书》孙灏、王晨译，电子工业出版社，2023年，第18页。

② 同上书，第6页。

使用能协同身体工作的药物来治疗疾病。现在数以千万计的人服用银杏等草药来帮助保持身心健康,越来越多的人向训练有素的草药专家和自然疗法治疗师咨询慢性疾病或普通的健康问题。越来越多的科学证据表明,草药可以提供与常规药物一样有效,但副反应更小的治疗。自2000年以来,美国的草药销售额年复一年地以超过50%的速度增长,现在已经有几家主流的制药公司参与加工和销售草药。[1]

青草药及其文化值得推崇,草药医学既是一门科学,又是一门艺术、哲学,蕴含着人们健康长寿的生活方式,今后或将成为养生保健的主流。

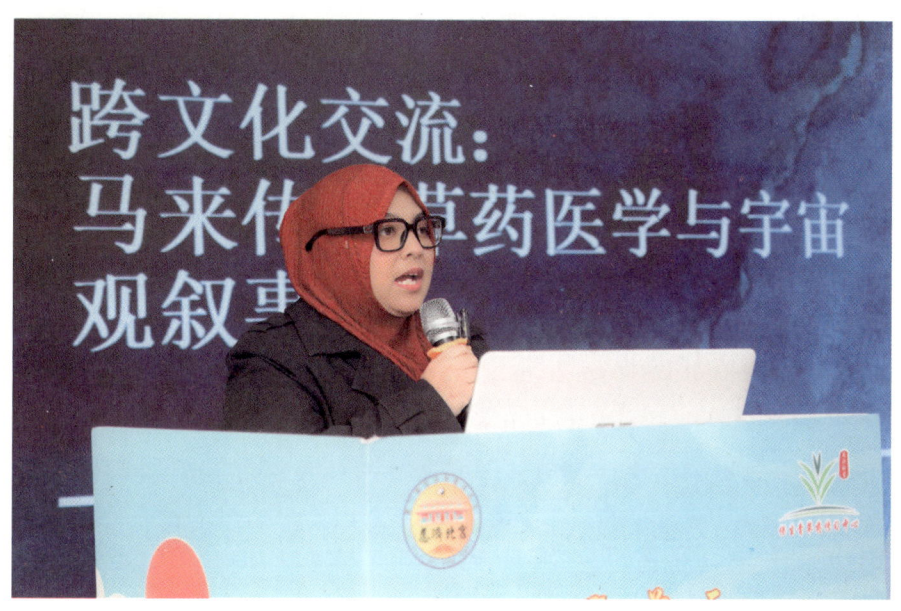

■马来西亚埃兹利纳女士在保生青草药论坛演讲

---

[1] [英]安德鲁·谢瓦利尔:《DK草药百科全书》孙灏、王晨译,电子工业出版社,2023年,第6页。

第三课　健康中国建设与青草药

党的二十大提出："推进健康中国建设。人民健康是民族昌盛和国家强盛的重要标志。把保障人民健康放在优先发展的战略位置，完善人民健康促进政策。"

健康长寿是当今百姓最大的公约数；看病难、看病贵是当今百姓最大的痛点之一；重治轻防、重西轻中、重经济效益轻社会效益是百姓对医疗最多的意见。中央在2017年发布了《健康中国行动》，提出了四个转变：从以治病为中心向以健康为中心转变；从治已病为主向治未病为主转变；从依靠医疗卫生系统向社会整体联动转变；从宣传发动向全民参与、个人行动转变。同时提出，让每一个人成为自己健康的第一责任人；让老百姓不生病，少生病，晚生病，不生大病。

健康中国建设并非中国的独创。早在世纪之交，世界卫生组织就曾提出健康世界的号召，并提出健康是一项基本人权。

发展中国家在现代化发展的初期阶段，缺医少药是普遍现象。到了"富起来"的阶段，大鱼大肉、暴饮暴食导致的营养过剩，夜生活兴起导致的晨昏颠倒，物质生活满足以后对精神生活的盲目追求等，产生了几亿的高血压、高血脂、高血糖和癌症患者，消耗了80%以上的医保费用和医药资源。重治轻防，医院越盖越多越来越大，而病人增加更多更快。

这种现象在西方发达国家更早就出现了。不改变自己的健康生活习惯，只能等到生病了再去找医生。《黄帝内经》早就指出，"譬犹渴而穿井，斗而铸锥，不亦晚乎"。也如闽南俗话所说的，病到临头，"没死也半条命"。

把健康把握在自己手上。世界卫生组织提出了健康的四大要素：愉悦的心情，合理的膳食，充足的睡眠，适当的运动。心情、膳食、睡眠、运动，这就不能不使人想起历史悠久的中华养生健康文化。

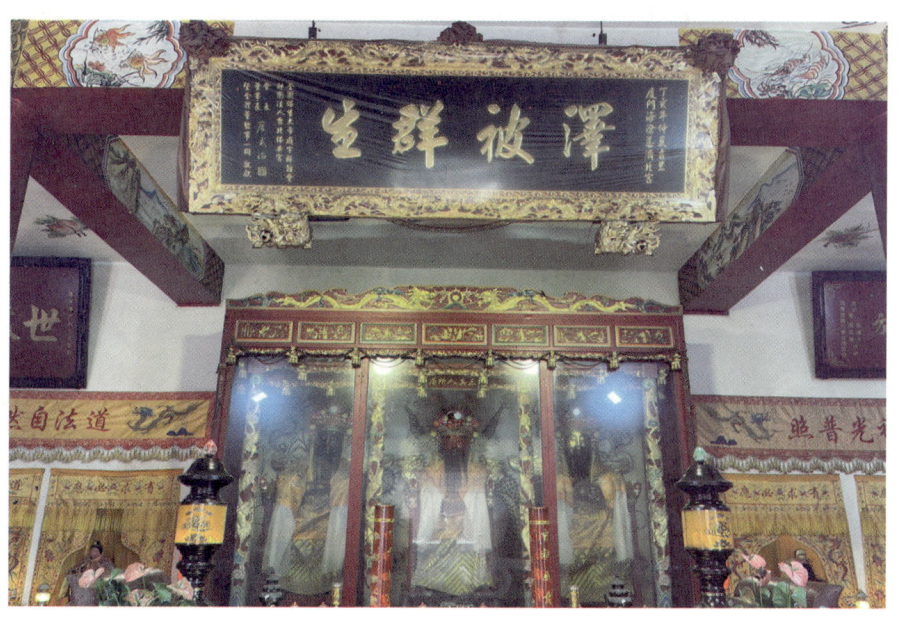

■慈济北宫供奉的三真人

张伯礼院士曾经精彩地解读"健康"，他说，健，是指身体强健；康，是心情舒畅，精神安宁快乐。健康是身心两方面的健康。

他介绍世卫组织公布的影响人的健康的因素主要有四个方面：遗传占15%，环境占17%，医疗占8%，生活方式占60%。医生不可能治好所有的病，生活方式才是影响人的健康最重要的因素。

他提出要主动健康。"人活一口气"，根本在于养好精气神。这方面中华文明有着悠久的传统。

"食饮有节，起居有常，运动有序，顺应四时，精神内守，情志养神。"病由心起，保持心境宁静、淡泊，才会有愉悦的心情。

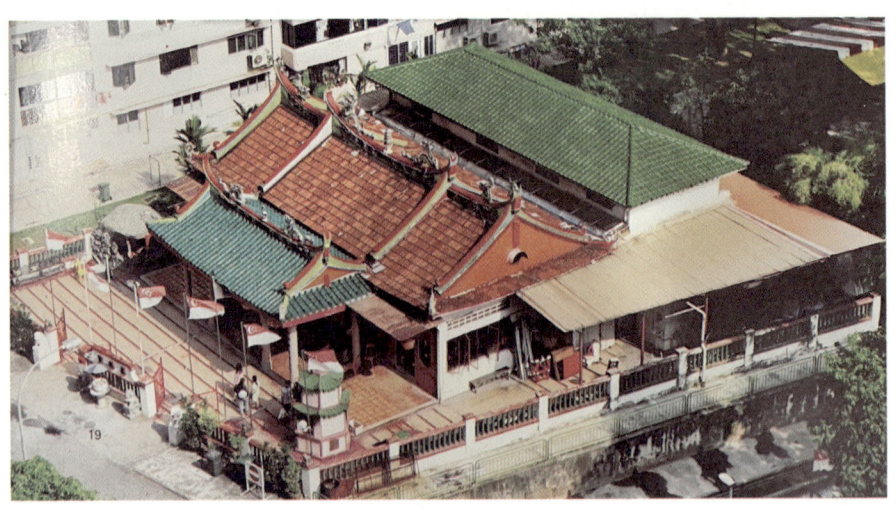

■新加坡真人宫

中国的医圣孙思邈认为养生有"十大要"："一曰啬神，二曰爱气，三曰养形，四曰导引，五曰言论，六曰饮食，七曰房室，八曰反俗，九曰医药，十曰禁忌。"① 这些千年之前的见解和世卫组织的健康四要素异曲同工，惊人地契合。这是对生命健康更全面、更深刻的理解。据说孙思邈活到130多岁。

孙思邈被尊为孙真人，和许逊许真人、吴本吴真人一起，在宋

---

① 《千金翼方》卷十二《养性禁忌第一》。

代就被供奉在厦门海沧温厝慈济北宫。慈济北宫亦称三真人宫，是海内外所有三真人宫、真人宫的祖宫。明代吴真人被赐封为保生大帝，其开创的闽南青草药文化传播四方、世代相传。仅台湾岛上，就有七百多座主祀保生大帝的宫庙，信众超过一千万人。闽南青草药也随着保生大帝过台湾下南洋，传播四方。

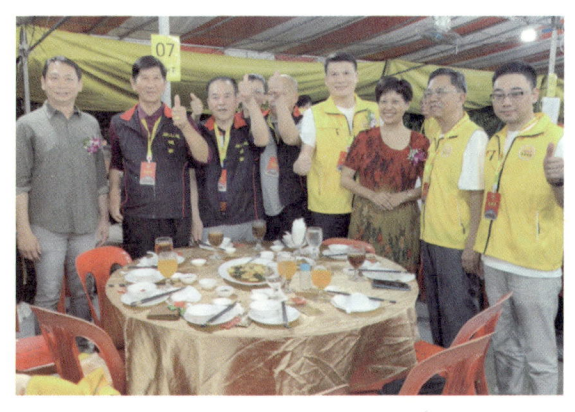
■新加坡真人宫111周年庆典

随保生大帝信俗传播四方的不仅有青草药种植、防病、治病的经

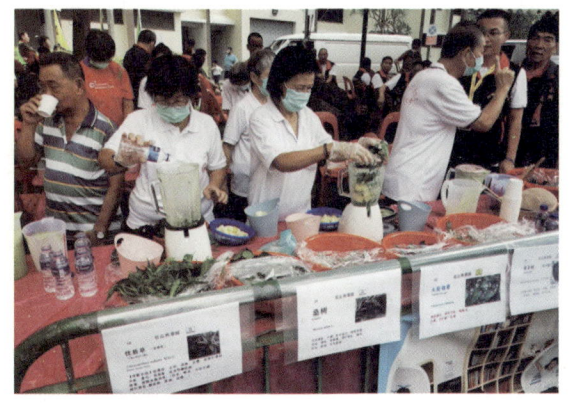
■新加坡真人宫迎接客人的青草药茶

验，更有保生大帝慈济的情怀，顺时而食、择地而居的健康生活习惯，还有闽南人对生命健康的精神寄托、美好愿景。保生大帝信俗及其青草药文化的千年永续传承、越山跨海传播，与闽南人生机勃发的拼搏精神、生生不息的生命力息息相关，蕴藏着闽南人的健康密码。

第四课　保生青草药文化的学术认识

2007年，青草药进入首批厦门市非物质文化遗产代表性项目名录，并评选出黄仁功、陈全忠两位传承人（皆于十多年前过世）。2018年，海沧温厝慈济北宫理事长程乌深刻体会到国家级非遗"保

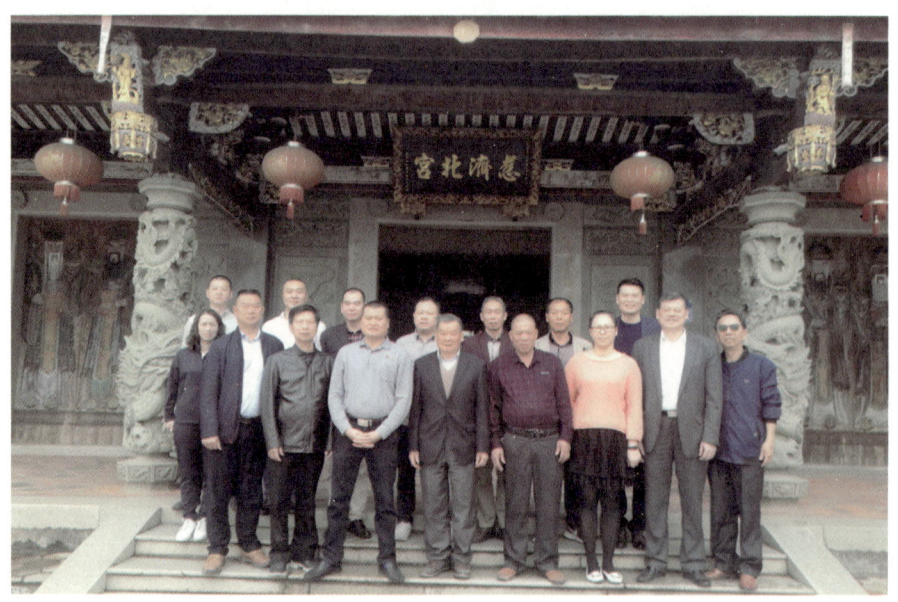

■ 程乌与慈济北宫理事会成员

生大帝信俗"与市级非遗"厦门青草药"不可切割的内在关联,在市、区闽南文化研究会支持下,义无反顾地承担起传承青草药的使命,在北宫成立了厦门市海沧区保生青草药传习中心,并开辟建设慈济北宫青草药园。

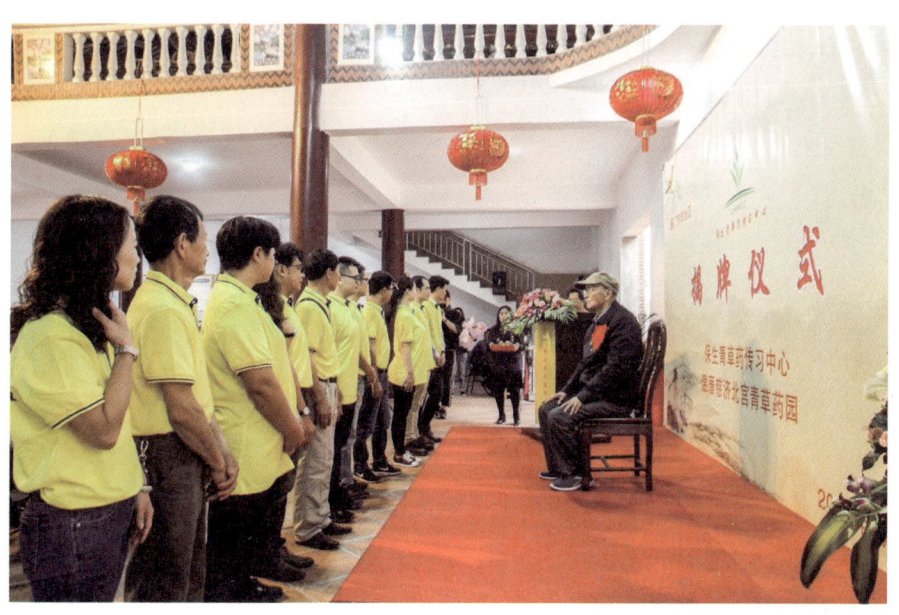

■黄锄荒收徒仪式

传习中心在我省唯一一位以青草药治病获国务院政府特殊津贴的医生、黄锄荒老师指导下,收集种植了500多种闽南青草药;开设了保生讲坛、中医义诊;培养、吸引了一批又一批的青草药传承人、爱好者,组织了一支朝气蓬勃的志愿者队伍。中心还组建了由著名老中医、青草药传承人、高校与科研机构的药学专家、生化专家、植物学家、文化专家共同组成的专家委员会,并召开了多次青草药文化学术研讨会,探讨对保生青草药文化的学术认识及其文化体系的理论框架。

闽南青草药是在传承神农尝百草、《黄帝内经》等中原南传的中华医药文化基础之上,融入对闽南天候地气、生物生态的认识,由闽南医祖保生大帝开创的。千百年来，闽南青草药文化世代传承，不断丰富，并融入闽南人的日常生活之中，是世代闽南百姓日用而不觉的优秀传统文化。它随着闽南人过台湾、下南洋，传播至台湾和东南亚华人地区，成为所有闽南人共同拥有的"保生青草药"。

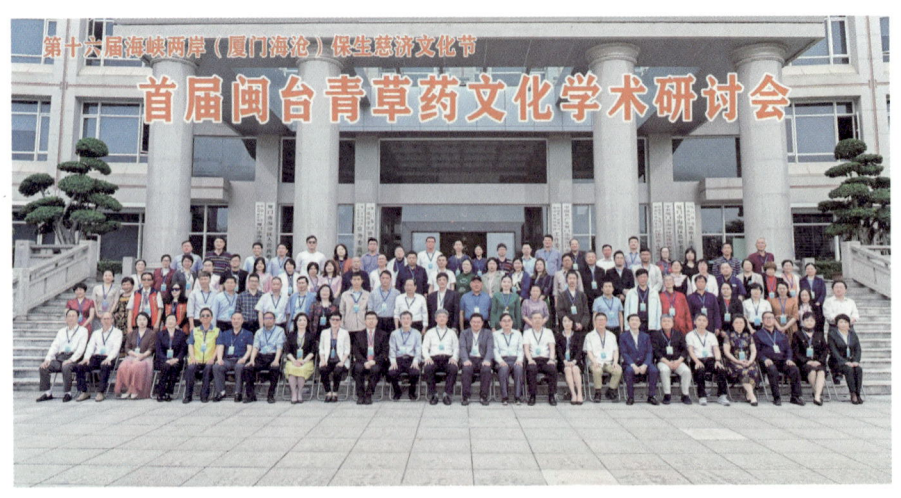

■首届闽台青草药文化学术研讨会

　　闽南青草药不仅仅是一根草治一种什么病，更是世代闽南先人在实践中创造的保生青草药文化体系。它包含一个初心、三项基础、两条脉络和五方面的内涵。

　　一个初心是指百姓的健康安宁。

　　三项基础是指保生青草药文化的根源，是闽南文化的三个基本文化理念：天人合一、追远报本、和而不同。

　　两条脉络是指从炎帝尝百草到黄帝编《内经》，青草药有两条不同而又相辅相成的发展脉络：治病的中医药和健康保生的民间生活习俗。

　　中医药源于青草药，青草药又是广义中医药的重要组成部分。闽南中医历来有青草药入方治病的传统。厦门中医院到20世纪80

年代还开辟有青草药园。同时，闽南民间的青草药治病疗伤验方广为流传，身怀绝技的民间医生家喻户晓。在20世纪六七十年代，不少上山下乡的知青当了"赤脚医生"，"一根针一把草"的口号和《赤脚医生手册》的推广流行，使民间青草药治病方法得到广泛推广。可惜，青草药祛疾的应用不久便鲜为人知，虽然极少数经验融入中医药体系，极个别民间草医坚持用青草药为人治病，但理念上和技艺上深受传统中医药的影响，同时又不断受到西医药的冲击，纯粹的青草药祛疾之法已属凤毛麟角。

这一治病脉络体系，已有全国各级中医药高校和研究机构对其进行长期的耕耘，不是本书关注的重点。

我们的着重点在于发现、挖掘、发扬潜藏于闽台民间百姓日用而不觉的健康保生智慧、习俗和技艺，切实遵循健康中国建设的核心要求：把以治病为中心转变为以健康为中心。

经过初步的研究，我们认为青草药保生健康系统主要有五方面内涵：即德、智、诊、药、术。

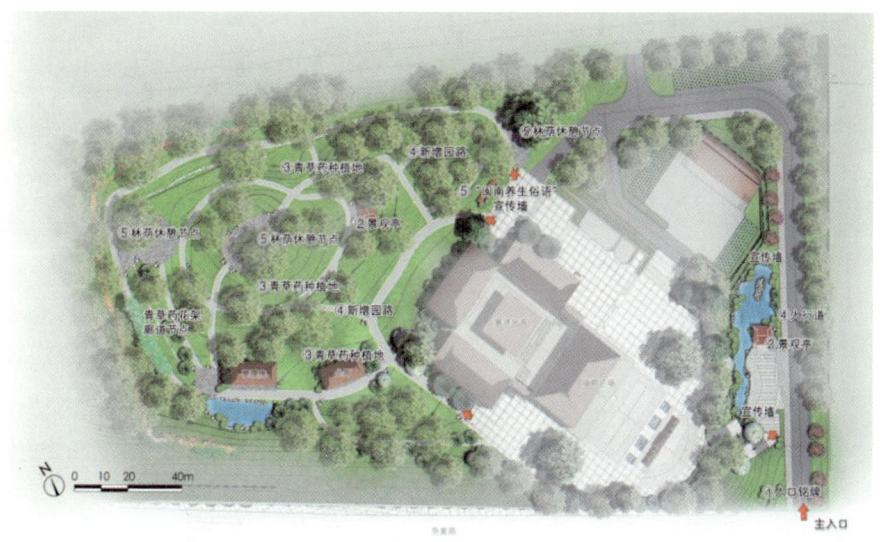

■ 慈济北宫闽台青草药园规划图

德，指使人向善向上、乐观愉悦的道德修养；

智，指顺应天时地气的智慧，健康饮食起居的智慧，养成健康情志的智慧；

诊，指望闻即知、口耳相传的闽南民间亚健康诊断技艺；

药，指闽南民间世代相传，改善亚健康状态的降火、祛湿、退癀和常用饮食等四类青草药；

术，指闽南民间传承不辍的非药物外治疗法。

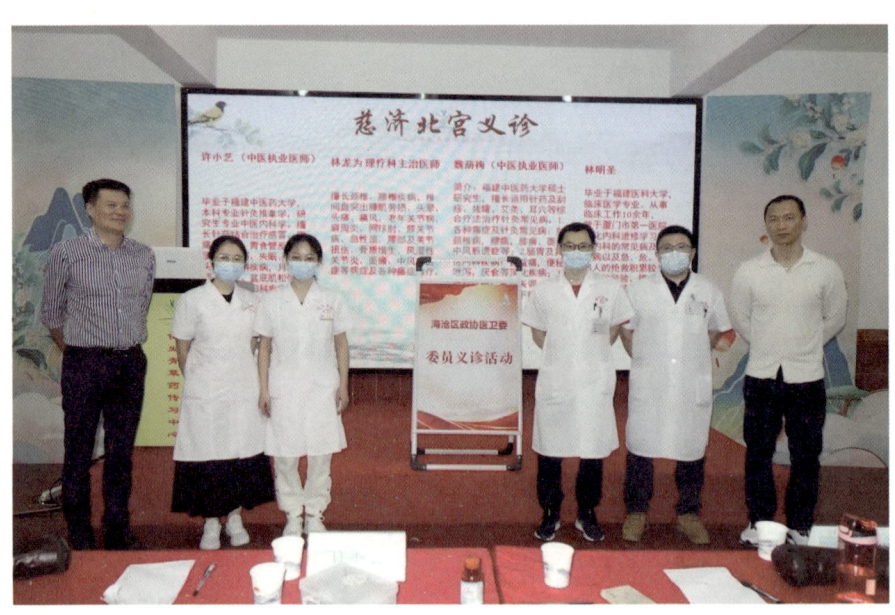

■ 慈济北宫组织的义诊活动

第五课　初心：百姓健康

让百姓健康生活的初心始于炎帝神农氏。他冒死尝百草，只为要给百姓治病，免除病痛之苦。黄帝因何向岐伯问道，编写《黄帝内经》？《四气调神大论》中的这句话似乎给出了答案："是故圣人不治已病治未病，不治已乱治未乱，此之谓也。夫病已成而后药之，乱已成而后治之，譬犹临渴穿井，斗而铸锥，不亦晚乎？"

人的一生可以分为健康和生病两种状态。健康可分为三种情况：健康、亚健康和病前状态。不论男女老幼，有相当多的人都处于被风、寒、暑、湿、燥、火诸邪入侵而造成的亚健康状态，如不能及时扶正祛邪，各种疾病便会不期而至。先人很早就领悟到健康不

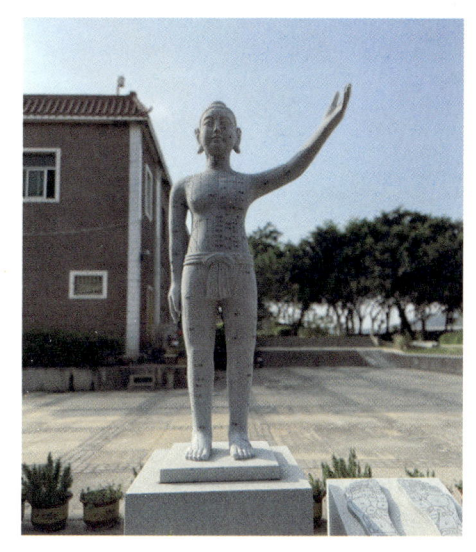

■ 慈济北宫的经络穴位石像

第一篇　认识保生青草药文化

在于治病，而在于治未病，即未病先防，已病防变，病后康养。防重于治，健康重于治病。

《黄帝内经》更进一步总结先人"法于阴阳，和于术数，食饮有节，起居有常，不妄作劳"的健康生活方式，并将其作为健康长寿的根本，从此炎黄子孙繁衍生息五千年，创造了历史悠久的中华文明。这就是中华先祖的初心。

千年之前，北宋泉州府同安县白礁村的吴本因父母、乡邻死于病魔，自幼立志学医，他从学习青草药治疗蛇伤开始，在数十年行医实践中不断学习，不断总结经验，开创了保生青草药文化。

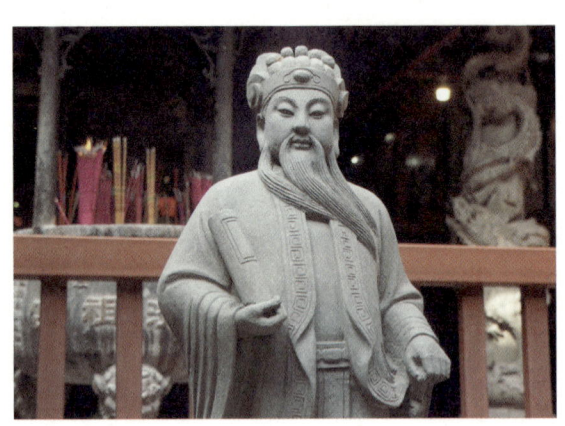
■保生大帝雕像

保生大帝一生未婚，终身吃素，以行医为志，救人无数，被誉为神医。保生大帝受闽南人民称赞与尊敬，不仅在于其高超的医术，更在于其一心系念人民的高尚医德。他治病，上至皇太后，下及庶民百姓，不分贵贱，不计奖赏，不索酬谢。

相传当时漳州州官寿诞，大办宴席，特派公差大轿请保生大帝去。保生大帝再三谢绝。正当此时，来了一位农民，说儿子被毒蛇咬伤，危在旦夕。保生大帝丢下公差，背起药箱，便随农民而去。

保生大帝在58岁时，为了及时救治一位急症病人，上文圃山龙池岩险峰采药，不料竟跌落山崖，伤重不治。保生大帝为治病救人而献身，留下千古英名。

保生大帝开创的闽南医药医术和医者仁心的医德，从此在闽南世代相传。

不仅于此,他还传下许多健康的生活习俗。传说,"吃饭皇帝大""清明谷雨,寒死虎母""一年补透透,不值补霜降"等流传闽台的闽南俗语,便是他当年的医嘱。端午节吃碱粽防病,端午前后街市药店配好香囊免费赠送幼儿,瘟疫来临有钱人要购买验方药材投入饮用水井等民俗,也是起源于保生大帝的言传身教,并世代流传。

五千年来,健康是中华民族生生不息、中华文化绵延不断的基本保证。让芸芸众生不生病、少生病、晚生病、不生大病,这是青草药、中医药文化初始和终极的目标。

这个初心,绝不能被金钱所诱惑,被市场经济的大潮所裹挟。医生作为一种神圣的职业,一直被百姓所尊崇。"但愿世间人无病,宁教架上药生尘",这流传数千年的初心,绝不能被岁月的风尘所蒙蔽。

2021年,习近平总书记视察福建时强调:"现代化最重要的指

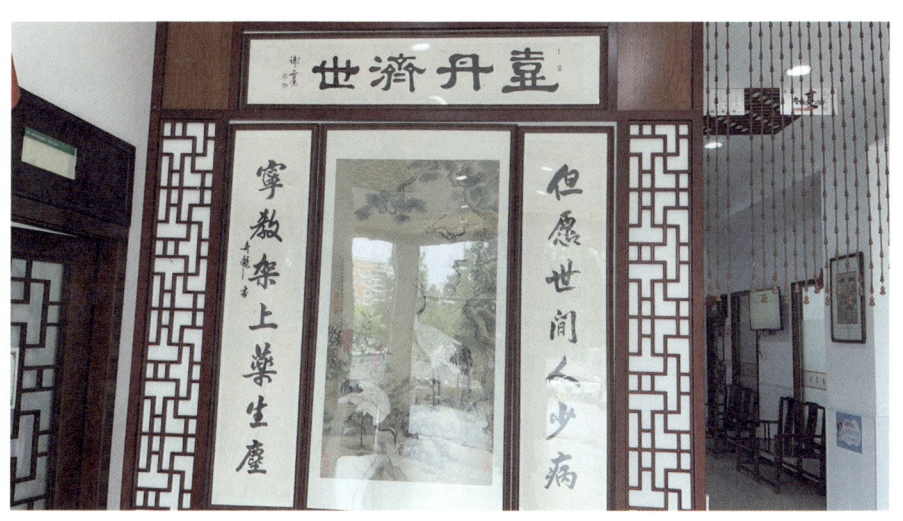

■厦门瑞来春堂的对联

标还是人民健康。"这是数千年青草药文化初心在新时代的传承与回响。建设健康中国,让十四亿人健康快乐到百年,正成为中国人民共同的奋斗目标。

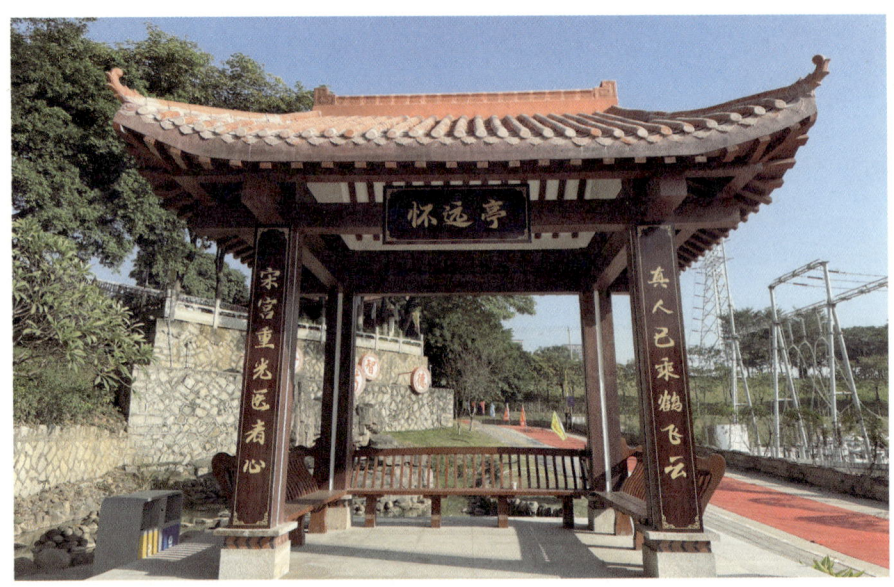

■慈济北宫闽台青草药园怀远亭

第六课　保生青草药文化的基本理念

　　文化不是小零碎，闽南文化不是歌仔戏、青草药、中秋博饼等加起来。文化是一个民族及其子孙后代做人做事的基本底蕴，也就是我们现在说的三观：世界观、人生观、价值观。

　　世界上不同的民族、不同的国度、不同的信仰，有不同的三观。文化学将其称为文化核心精神或价值取向，作为不同文化的根

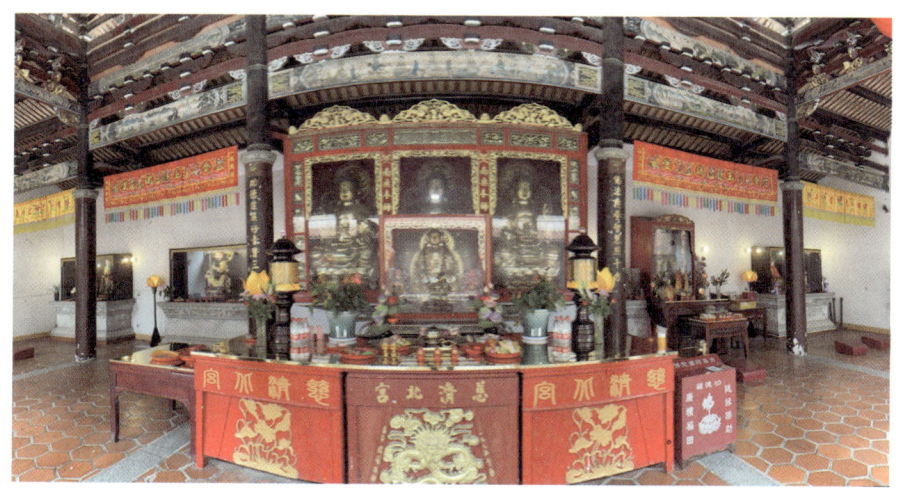
■ 慈济北宫后殿供奉了观音、妈祖、关公、玄天上帝等十多位神明

本区别。

闽南文化当然也有核心价值取向，闽南人称之为"教示"。教，是言传，示，是身教。闽南人过去骂人很重的一句话"没人教示"，不是骂孩子，是骂父母没有教示。"子不教，父之过"。

闽南文化的核心价值取向同样潜藏于闽南民间信俗之中。

一直到20世纪五六十年代，传统闽南家庭的中厅大抵是如此摆设：高高的中案桌上，左边是祖龛，右边是佛龛，后面墙上还挂着一幅武圣关公像。每个龛前各有一个香炉，中案桌下是八仙桌，用于祭祀时摆放供品。

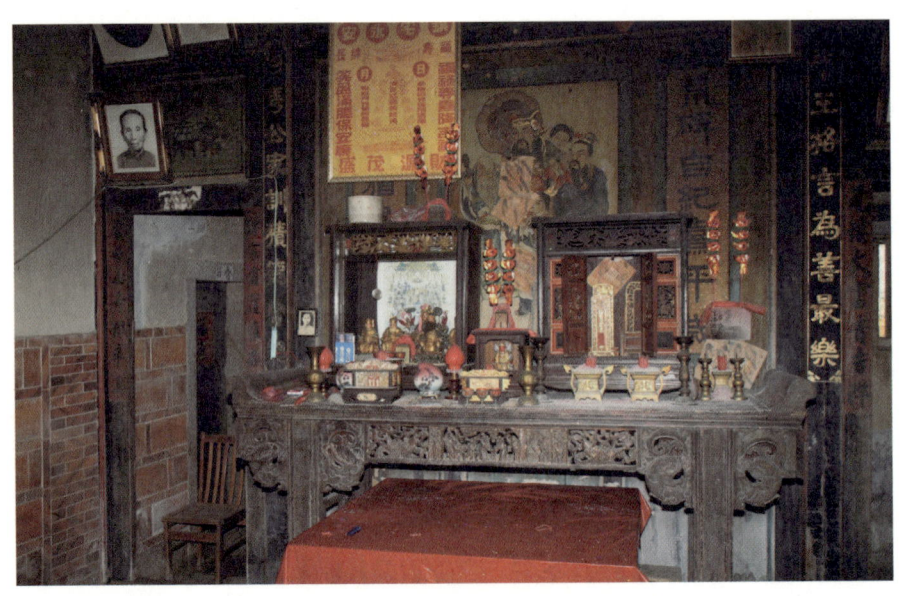

■闽南传统厅堂的摆设

这两个龛象征着中华文化的核心精神：尊天敬祖。尊天，体现的是天人合一的理念；敬祖，体现的是追远报本的理念。

天人合一，正是今天绿色发展的哲学源头。追远报本，则是中华文化五千年传承不辍、绵延不绝的根本缘由。

再看佛龛，中间是道教玉皇大帝，边上是佛教南海观音，前边是民间信俗中的土地公、灶君公，后边墙上的是儒教武圣关公，儒道释民间信俗的神，统统都拜，"有吃有行气，有烧香有保庇"，人们上香、供奉三牲五畜、五果六斋，诸神仙共享，教示我们的正是"和而不同"、共享共赢。正如闽南俗话说的，"有饭大家吃，有钱相分赚"。

放眼当今世界，和平与发展是世界潮流，霸权和独尊只能走向战争与灾难，和而不同、共赢共享才是人间正道。得道多助，是永恒的规律。

我们传承发展保生青草药文化，同样也要秉持和而不同的理念。青草药不是我们一家独有，包括美国在内的很多西方国家，现在也在推行青草药。因此，我们在传承老祖宗传给我们的青草药的同时，还应当放眼世界，学习、借鉴其他国家、其他文明的青草药文化。不仅如此，我们还应当有开放包容的胸怀，向西医文化学习好的、正确的东西。美人之美，而后美美与共，创造性转化，创新性发展，创造更加辉煌的新时代青草药文化。

天人合一，追远报本，和而不同，这三项闽南文化的基本理念正是源自中华文化核心精神，也是保生青草药的文化根源。只有秉持这样的文化理念，我们才可能真正把保生青草药文化传承好、发展好。

第七课　天人合一与青草药文化

46亿年前地球诞生了，而人类文明的历史迄今不过300万年。人是太阳、月亮和地球以及地球上的空气、水、土地创造、生养、培育的，人类怎么可能违背天地自然的规律呢？

闽南俗语："人没照道理，天不照甲子。"天人感应，天人合一，勿谓言之不预也！所以，人要健康长寿，根本上要顺应天时，顺时而食，顺时而衣，顺时而动。

天人合一的理念更体现在我们的生活环境之中。"五里不同风，十里不同俗。"一方水土养一方人，不同的天候、地气，造成了不同的民风民俗，也造成一方水土有一方的病。同时，一方水土必然也有针对这一方的病而产生的药。俗话"人间一种病，地上一株草"，表达了天人合一的理念，也表现出青草药最大的特点：地域性。有许多青草药对其生长区域的病特别有效，拿到别处用就不一定了。

这也就产生了中药所谓的地道药材，也称道地药材。同一种药出产地不一样，在质量上就有明显差异。例如，人参、地黄、杜仲、当归等，产地不同，药效差异很大。那些疗效最好的某地出产的某种药材称为"道地药材",而其他产地出产的则叫"非道地药材"。

有外地的学者问:为什么你们闽南人把草药叫做青草药而不是绿草药?这是闽南方言与文化的独特性决定的。

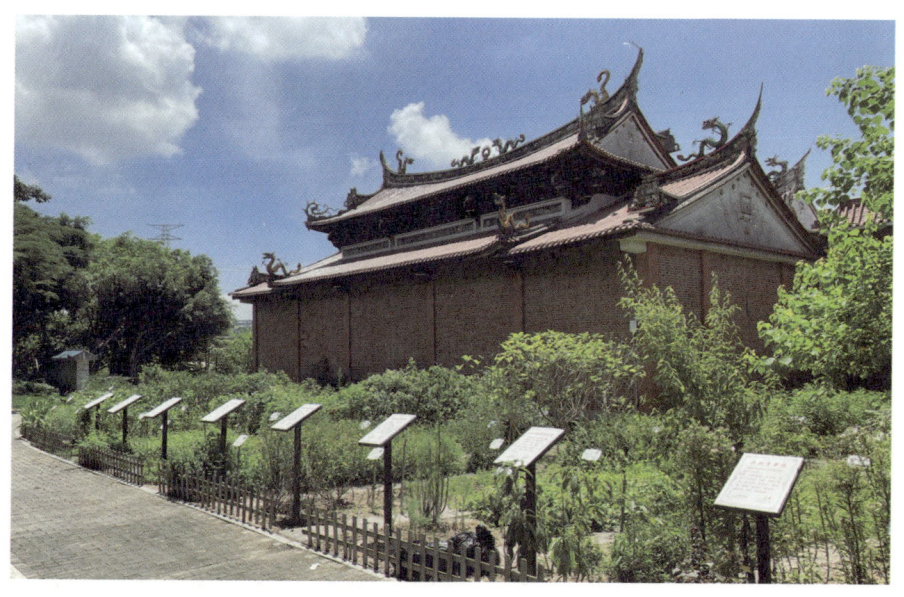

■ 慈济北宫闽台青草药园蓬勃生长的青草药

闽台青草药是闽南文化的重要组成部分,它的许多名称、特征、功效都是先人用方言记录下来的。我们常常会碰到同一种青草药,在厦门、漳州、泉州的民间俗称都不一样,表现出十分强烈的民间性和地域性。

在闽南方言里,"青"表示充满着生命力,"青灵灵"形容生机勃勃,"青尺"形容海鲜新鲜,"青狂"形容青春勃发而莽撞的年轻人。在闽南人眼中,"青草药"是蕴含着富有生命活力的道地药材,且青草药以新鲜入药为主,现采现用,疗效更佳。这种称谓以闽南方言世代相传,约定俗成,通指闽南民间的所有道地药材。

正如《本草纲目》里面的本草,不仅仅有植物,还有动物,甚至有矿物。闽南青草药同样不仅包括木本、草本、藤本、水生、荫生等药用植物，还包括动物（如蜈蚣、墨鱼板等）、矿物（如硼砂、明矾等）。

闽南地处亚热带，面海靠山，雨水丰沛。这种又湿又热的地气使这里的人们容易上火、内湿，形成"湿热"的亚健康状态，这也是闽南人诸多恶病的前兆。从保生大帝开始，千百年来，闽南先人不断地发现、总结、传播能有效改变湿、热症状的青草药，形成了以改善和防止湿、热等亚健康状态为主的青草药，即闽南百姓日常最普遍使用的降火、祛湿、退癀、常用饮食四大类青草药。前三类应用于治疗亚健康和病前状态，后一类常用于日常饮食，保持人的健康。这些是我们主要要学习的。

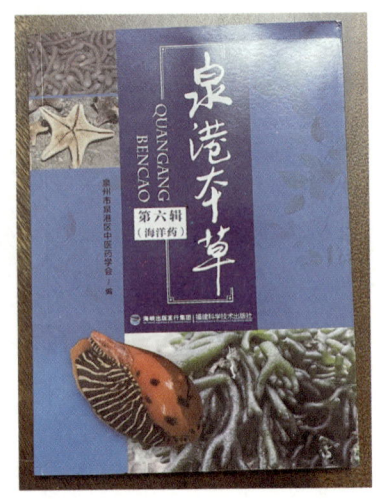
■《泉港本草·第六辑（海洋药）》

第八课　追远报本与青草药文化

水有源，木有本，人有父母祖宗。作为中华文化的传人，我们只是这棵五千年大树上的细枝嫩叶。如果不了解自己的渊源和根本，我们就无法站在列祖列宗的肩膀上继续向上生长。联合国教科文组织把文化分为物质和非物质，但在文化学中，"文无象不生，文无脉不传"，物质文化和非物质文化是不可分的。比如一个杯子，它是物质的，你看得到、摸得着、用得上。这就是所谓文象。

而文脉，则有三个层面。首先是制作这个杯子的技艺，无论是景德镇青花瓷制作技艺，还是德化"中国白"制作技艺，都是国家级非物质文化遗产的代表。

其次是智慧。人类在石器时代烧出了陶器，中国在世界上最早烧出了瓷。"China"是瓷器，瓷器代表了中国。宋元时期，海上丝绸之路最大宗的商品是瓷器。所以，专家们认为，宋元时期的海上丝绸之路应当是海上瓷器之路。把高岭土烧成了瓷器，这是中国人了不起的智慧。西方直到明晚期，派了传教士到景德镇，窃取了我们的瓷器制作技艺，才开始学会烧瓷器。所以，明末清初开始，海上丝绸之路的主要商品变成了丝绸、茶叶、糖，瓷器反而是次要的了。

最后是共同的审美价值取向。为什么是青花？为什么是"中国白"？为什么杯子是圆的，带着柄，还有盖？因为大家都觉得，这样好用、漂亮。

因为有制作瓷器的技艺、智慧和共同的价值取向，中国的瓷器世代相传。

作为非物质文化遗产的青草药，同样有文象和文脉。青草药文化的传承，如果仅仅停留在技艺的层面，是远远不够的。应当慎终追远，进一步深入去了解先人留给我们的智慧和价值取向。无论你是否从事医疗卫生健康事业，文化的智慧和思想都是一辈子享用不尽的。

青草药的智慧就是在天人合一的理念中认识自己，认识生命，认识生存的环境。青草药的核心精神则是珍惜性命，爱护生命。

在中华传统文化中，生命不是个体的存在，是家庭、家族、家乡、国家的重要组成部分。生命，是一代代的传承，生生不息，源远流长。

传唱久远的闽南歌谣《思想起》："思想起，第一界大（闽南话'最大'的意思）天和地，第二界大老母和老爸。你若不信，想看卖，身躯的骨头拢是老爸给咱，哪一块肉不是阿母的？"

珍惜自己的生命就是对父母的孝，对祖宗的追远报本。珍惜生命就要做自己健康的第一责任人。

怎么做？老祖宗有很多教示，就隐藏在闽南青草药文化之中，要我们世代传承，从小养成天人合一、追远报本的理念，努力传承青草药文化的技艺、智慧和价值取向，养成良好的生活习惯。

保生大帝所开创的保生青草药文化，一千年来世代相传，不断丰富。一直到20世纪五六十年代，厦门老城区家家户户几乎都栽种青草药，都知道用青草药治头疼脑热等常见病、多发病。这是厦门人民的宝贵传统，也是厦门文化重要的组成部分。

今天如果在我们这一代断了，我们上对不起列祖列宗，下对不起子孙后代，岂不完全悖逆了追远报本的理念？

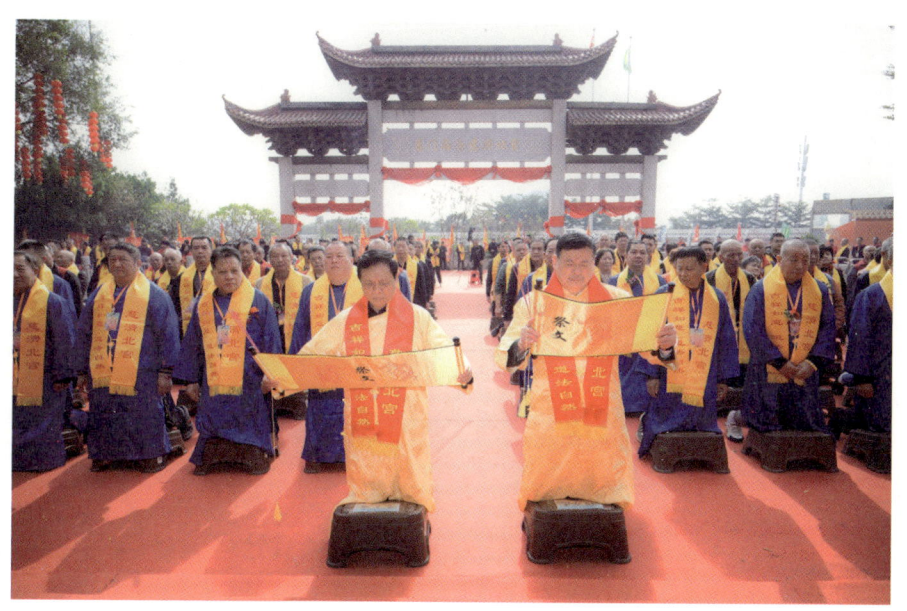

■慈济北宫重建三十周年祭祀大典

第九课　以健康为中心的保生青草药文化

从炎、黄二帝开始，青草药就有两条发展的路线：进入医疗卫生系统以治病为主的中医药和融入百姓日常生活的健康保生风俗习惯。传统上，两条路线的发展各有重点，互有交叉，相辅相成。

在"健康中国行动"的明确号召下，今天青草药文化的重点当然是健康保生的路线，全力发掘、传承、弘扬百姓日用而不觉，又在西风强劲的历史背景中被遗忘的中国健康保生传统习俗、技艺、智慧和教化。

健康中国的核心是治未病。从理论上讲，治未病有三种情况：未病先防、已病防变、病后康养。

已病防变和病后康养，因为是各种不同的病，自然是要遵从医嘱，针对各种不同疾病的防变和愈后不同方法的康养，如饮食、起居、情志的各种禁忌，以及根据不同体质而安排的各种药膳等。又因为各人的年龄、体质、性别的种种不同，实际上不可能有统一的已病防变和病后康养方法。

我们老祖宗留下来的，也主要是未病先防的智慧和方法，即如何养成个人与家庭良好的生活习惯,如何及时发现自己和亲友的亚健康症状,如何针对亚健康采用简单、方便、便宜、见效的青草药治疗或非药物治疗的方法。其中,最重要的是养成个人与家庭良好的健康生活习惯。

世界卫生组织提出健康的四个要素:愉悦的心情、合理的膳食、充足的睡眠、适当的运动。心情如何愉悦?膳食何为合理?睡眠怎样充足?运动如何才适当?《黄帝内经》早已告诫我们:"食饮有节,起居有常,不妄作劳。"《黄帝内经》的养生法则可以说是更加完整而深刻的,若能勤而行之,必定能收获健康。

保生大帝开创的闽南青草药文化则结合闽南天候地气,利用相当深入周详而又通俗易懂的闽南话语进行叙述传播。同时,还总结民间实践经验,加入了及时发现和治疗亚健康症状的方法,简便验廉,广为流传。

可以说,保生青草药健康文化体系,有着非常周全、丰富和深入的内涵,我们将其归结为健康五字经:德、智、诊、药、术。

这不是我们的创造,而是我们在长期与闽南父老乡亲共同生活中耳濡目染,根据谚语、风俗、人们的日常饮食起居等,通过观察、记录、分析、归纳、总结出来的。

当然,这也是我们反复阅读、体会、践行《黄帝内经》等经典而收获的心得。我们逐渐地领悟到,原来闽南百姓日用而不觉的良好健康习俗,闽南小孩子脱口而出的谚语,闽南老人家敦促孩子遵循的教示,竟然潜藏着数千年来诸多先贤不朽的生命智慧,闪烁着中华民族生生不灭的思想精华。

同时,这也是我们改革开放40多年来不断传承国家级非遗项目保生大帝信俗,不断发掘、研究保生慈济文化的心得。正是海峡两岸举办的一届又一届的保生慈济文化节、保生文化祭、保生大帝巡游等盛大群众活动，让我们深切体会到保生慈济文化过台湾、下南洋、传四方的历史久远、影响深广，更感受到海内外闽南人对保生大帝世代传承的崇敬、膜拜，以及他们和故土永远割舍不断的精神纽带。

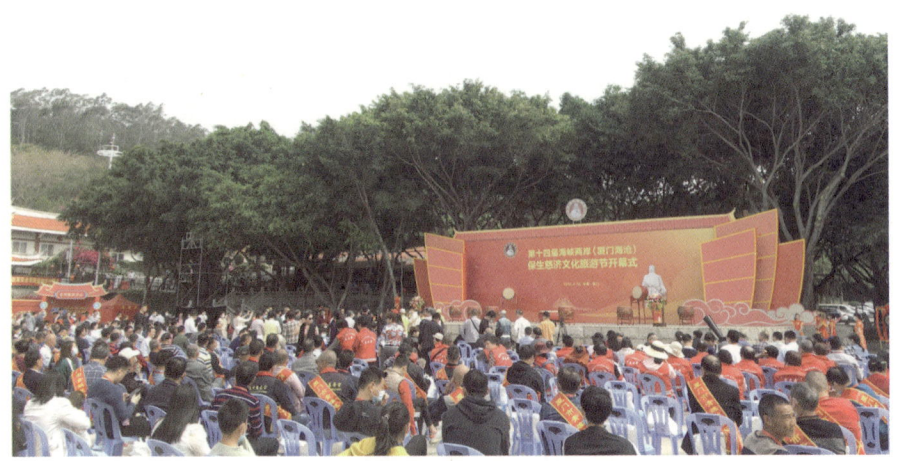

■第十四届海峡两岸（厦门海沧）保生慈济文化旅游节

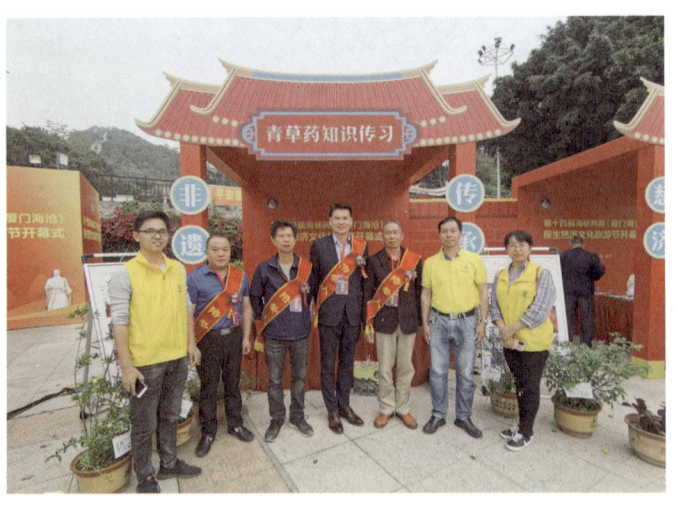

■保生慈济文化旅游节青草药非遗传习活动

40多年来，两岸举办的保生慈济文化学术研讨会、论坛，以及学者的演讲、研究文章、专著等，让我们对开创于保生大帝，又被世代闽南先贤不断传播、不断继承、不断发展的闽台保生青草药文化的内涵、智慧，尤其是对其从青草药的文象，到青草药的技艺、智慧、价值取向的文脉体系有了更深刻的认识。

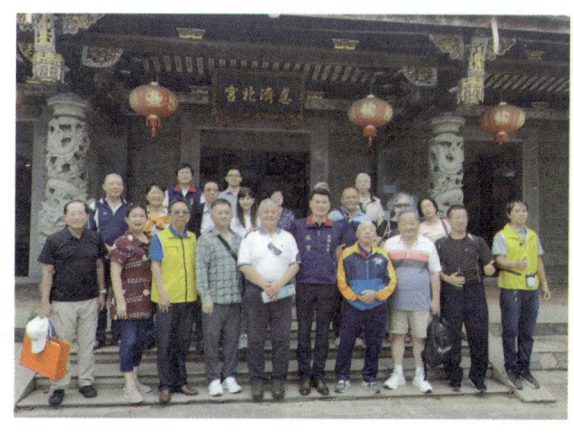
■台湾同胞访问慈济北宫

在这样的基础之上，保生青草药传习中心专家委员会经过多次研究讨论，提出了保生青草药文化的德、智、诊、药、术五方面内涵。其中"德"为根本，"智"最丰富，但正在快速流失。我们将逐字为读者诠释。

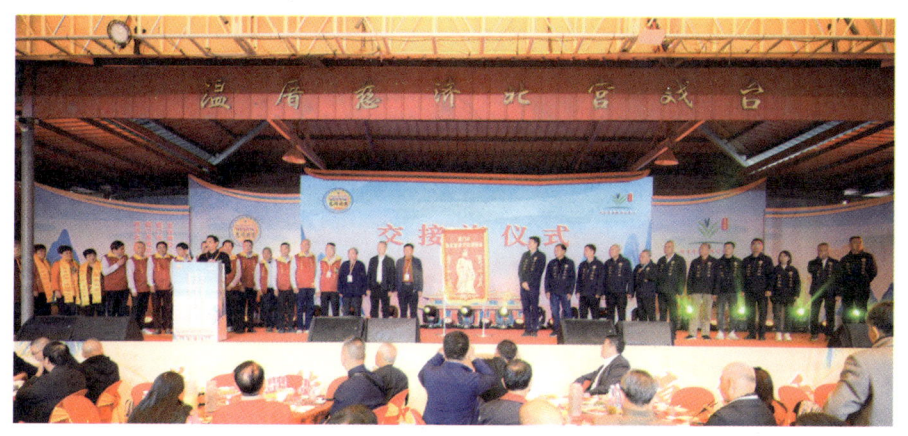
■厦门市保生慈济文化研究会举办"第二十九届厦门保生慈济文化节"

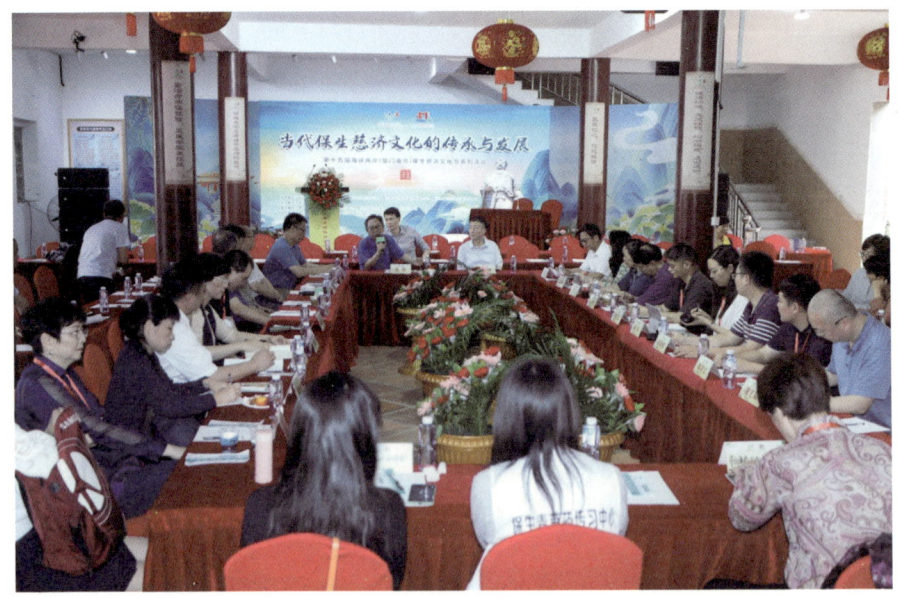

■保生慈济文化研讨会

第十课 为善最乐

德是什么？我们自身的道德修养又是如何影响我们的健康？保生青草药文化认为，德首先就是修身，修身的核心在慈济：慈悲的情怀、济世助人的行为。情怀与行为，知行合一。慈济正是保证人健康快乐到百年的根基。

闽南有很多流传广泛的俗语，通俗易懂，发人深省，如：

"人在做，天在看，好心有好报。"

"发好愿，说好话，做好事。"

"鸡蛋密密也有缝，你知我知，还有天公土地公知。劝人莫作恶，半夜无常来敲门。"

城隍庙入口处，顶上悬挂一个大算盘，左右对联发人深省：

上联："算盘即在眼前，莫到犯了罪来，方知加减。"

下联："孽镜正悬头上，但要过得意去，也肯慈悲。"

另有："做个好人，心正身安魂梦稳；行些善事，天知地鉴鬼神钦。"

修身除了多行善，不做坏事，还必须心存善念。

闽南俗语中还有"爱人好，自己好；爱人歹，自己歹"的教诲。

仁爱是中华传统美德之一，孔子是"仁者寿"的倡导者。仁爱善良会使人乐观向上，待人处事随和真诚，可以减少许多不必要的烦恼，而人的心情也就随之豁然开朗。心主神明，为五脏六腑之大主，心情开朗，疾病就会减少，人也能因此健康长寿。

有的俗语更直白："好心吃百二，心和万事成。"

为人心平气和，不着急，不生气，人体气血就通畅，大脑思维就活跃。心情愉悦是人健康长寿的第一要素。现代医学研究发现，人心情愉快时，体内可分泌出大量的激素和酶类物，使血液的流量及神经细胞的兴奋、肝脏的代谢功能达到一个最佳的状态；同时使人的肺部及脑部血液循环达到良好状态，对于机体的防病能力也有很大的提高。

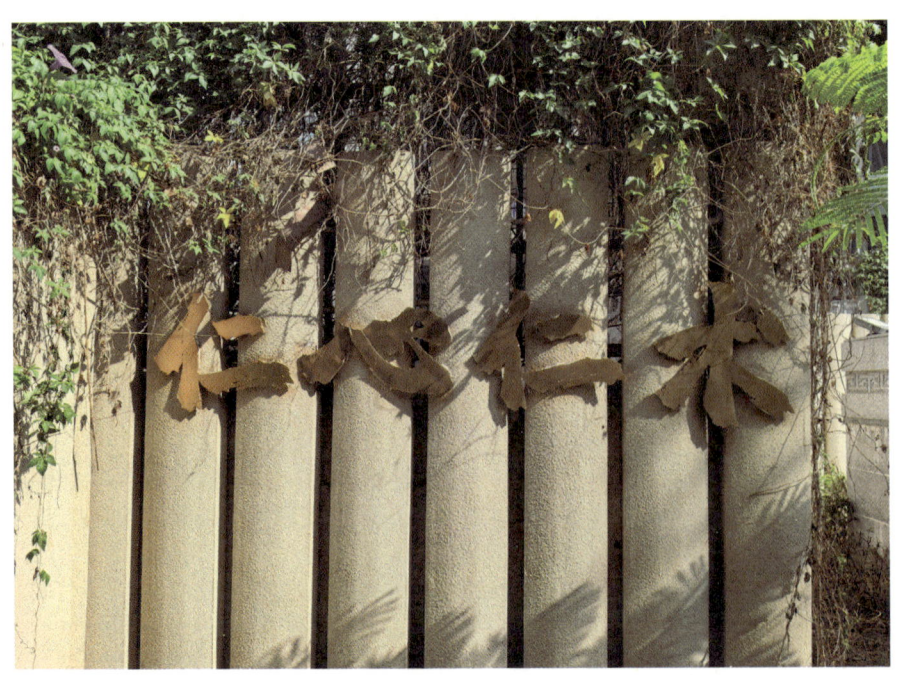

■厦门大学附属第一医院的"仁心仁术"标语

旧时，闽南最大的节日是农历七月的"普度"。从初一到三十，30天里厦门城一条街一条街轮流做普度。普度祭祀的是那些没有家人祭祀的所谓孤魂野鬼，用我们今天的话说，就是一群弱势群体。闽南人从来不把七月叫"鬼月"，人们将孤魂野鬼称为"好兄弟""门口公"。"好兄弟、弱势群体、鬼"，这三个称呼截然不同，体现出文明修养的高下。我们对"好兄弟"是平等的、尊重的，从来没有居高临下地对待他们。人生而平等，文化生而平等，乞丐也会当状元，这就是闽南文化。

普度是佛教的盂兰盆节，东汉就传入中原，但闽南之外的地方一般只在农历七月十五这一天祭祀。该习俗传到闽南，老祖宗认为，这些"好兄弟"如果只是集中在七月十五这一天进食，他会撑死，其他日子则会饿死。于是，闽南人就改习俗为在"好兄弟"来到人间的这一个月，必须一条街一条街、一个村庄一个村庄地逐日轮流做普度。例如，开元路是在七月十七日，大同路是在七月十六日，担水巷是在七月初六等，让"好兄弟"来到闽南的每一天都和大家一样享受人间的美味。

这是一种多么了不起的悲悯情怀。

不仅如此，旧时闽南民间还认为农历七月不能结婚，不能开业，不能盖房子，小孩不能游泳，因为这些"好兄弟"会来"捉替死"。

按常理，"好兄弟"危害我们，我们就要"以牙还牙，以血还血"。但闽南人偏偏在七月要为这些"好兄弟"做"大功德"，做法事，演"打城戏"，打破"地狱"门，再烧纸钱给他们当"买路钱"，希望这些"好兄弟"由正道回归人间。

对有可能害我们的，我们反而伸出援手，这是一种以德报怨、化怨为和的精神。有人说，以德报怨，那何以报德？老祖宗早就教我们，"施恩不图报"。图报，那还叫德吗？你捡到一个钱包，里面有一万块钱，你还给人家，但要人家拿一千块给你，这不是德，而是一种买卖。你急人所急，送还给他，一分钱都不取，你似乎什么都没有得到，可是你的心灵得到净化，你的人格得到升华，你得到的是最大的福报，那种愉悦绝非金钱可以衡量。

这正是为善最乐！在厦门虎溪岩的一块巨石上，闽南先人镌刻了四个铿锵有力的大字——"为善最乐"。

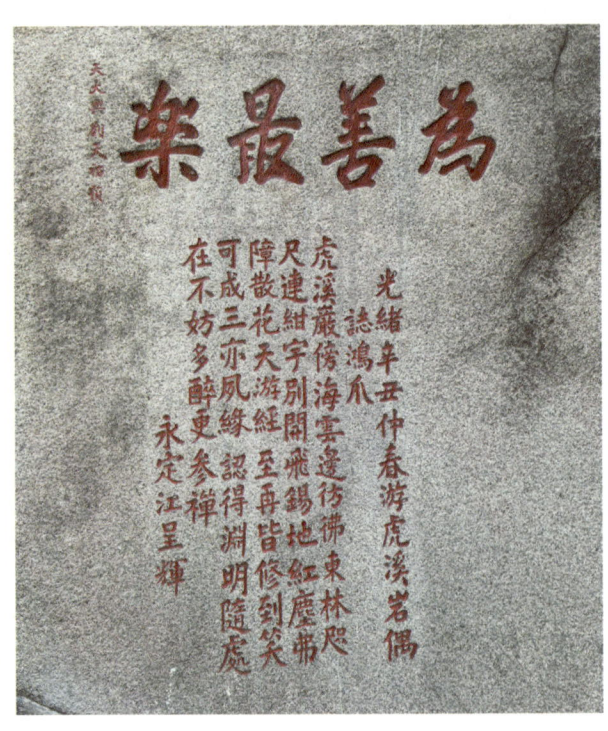

■ 厦门虎溪岩的"为善最乐"石刻

存好心，说好话，做好事，发好愿，以善良、慈济、宽容之心待人接物，助人为乐，就会体会到为善的快乐，有助于健康长寿。帮助别人，就是帮助自己，使自己的一生更加快乐，并因此更加健康和长寿。

行善向善就是最美妙的愉悦，就是健康快乐到百年的根本。

第十一课　心病心药医

愉悦的心情，除了向善行善的道德追求，在这个人流涌动的大千世界，还需要我们能够客观地、科学地、礼敬地认识社会、认识自己。社会永远是不完美的，个人永远是沧海之一粟，缺乏这两个基本的认识，那就是跟自己过不去。社会的不完美是永远的、客观的存在，必须用发展的眼光来看社会。绝大多数人一定亲身体会到我们的生活、我们的社会一年比一年好。

"看自己一朵花，看别人豆腐渣"，这是许多人容易犯的错误，特别是年轻人。过高要求社会，过度高估自己，往往是悲伤、愤怒、忧愁、郁闷的根源。

闽南俗语："心病无药医。"最早发现的心病是相思病，民间俗称"桃花疯"，即在三月桃花盛开时，相思病大作，痴癫发狂。因此，闽南房前屋后忌讳种植桃花。

后来发现岂止是相思，喜怒忧思悲恐惊，七情太甚必致病。范进中举，乐极生悲；公瑾一怒，一命呜呼；子胥过关，一夜白头；黛玉相思，魂归九泉；山伯悲极，化作彩蝶；杯弓蛇影，竟成心病。

过去闽南民间人们生病，常求神仙，一撮香灰，和水而服，心诚则灵，居然痊愈。现代西医，患者呼痛，告其打止痛针，实生理盐水一剂，竟然止痛。

西方临床心理学有实验，将人催眠，以常温铁皮贴手臂，告其烙铁烫到了，其手臂竟然就像被烫到了一样，起泡、化脓，说明心理暗示也能调动人体的免疫功能。这和保生大帝的香灰可谓异曲同工。我们完全可以通过正念修行来改变自己的健康状态。为什么？因为有心理暗示。那些整天担心自己这里有病那里有病的，也许会"心想事成"，最后真的得病了。

实际上，绝大多数的药物并不能直接治好我们的病，而是调动自身的免疫功能驱邪外出，从而达到病瘥的效果。而许多疾病，比如相思病、惊恐症，包括一些癌症，都属于心因性疾病。

以乐观的心态对待生活，这是健康的诀窍。关于"半瓶水"的实验，就是测量人心态的典型案例。乐观的人说："太好了，还有半瓶水。"悲观的人说："糟了，只剩下半瓶水。"从小学会以积极乐观的态度来看待生活，这是培养健康快乐心态的有益路径。

闽南民间自古流传很多充满智慧的谚语成语，批评和鞭挞那些阴暗的心理，鼓励人们从小就培养积极开朗光明正直的健康心态。

"畅较好吃补"，心情愉快舒畅，比吃任何的补药都有益身体的健康。

"人若畅，猪公当马骑"。别人有马，我有猪公，我"欢喜就好"，才不管别人怎么说。

"人比人，气死人"。每个人的先天和后天条件都有所不同，人生的路上机遇也有所不同，生活水平自然千差万别。俗话说："比上不足，比下有余。"如果只"比上"，那当然会心情郁闷，所以人应当学会随遇而安，知足常乐。

"流囚郁卒，夭寿变骨"。老是爱和人比，比来比去就会比出羡慕、妒忌、恨。于是，或者怨天尤人；或者消极颓唐，干脆躺平；或者整日疑神疑鬼，郁郁寡欢。凡此种种，疾病自然纷纷上门，甚至一命呜呼。

人的健康必须是身心健康。身和心密不可分，生理和心理的健康是相辅相成的。清代有《祛病歌》："心病还须心药医，心不快乐空服药。且来唱我快乐歌，便是长生不老药。"

当然，人都有失志、委屈、悲伤、愤怒、郁闷之时，通过培养个人爱好转移注意力，调摄情志以排解衰丧之气，是很好的办法。例如，走向大自然，外出旅行，潜心读书，迁居或调动改变环境。"人挪活，树挪死"，改变环境相比钻牛角尖死磕，肯定是更好的解脱路径。

学习保生青草药文化，最根本最重要的是学习保生大帝留给我们的做人的道理。努力做一个善良的人，一个能够正确认识社会、正确认识自己的人，一个对人民对社会有奉献的人，必然会成为一个快乐健康的人。

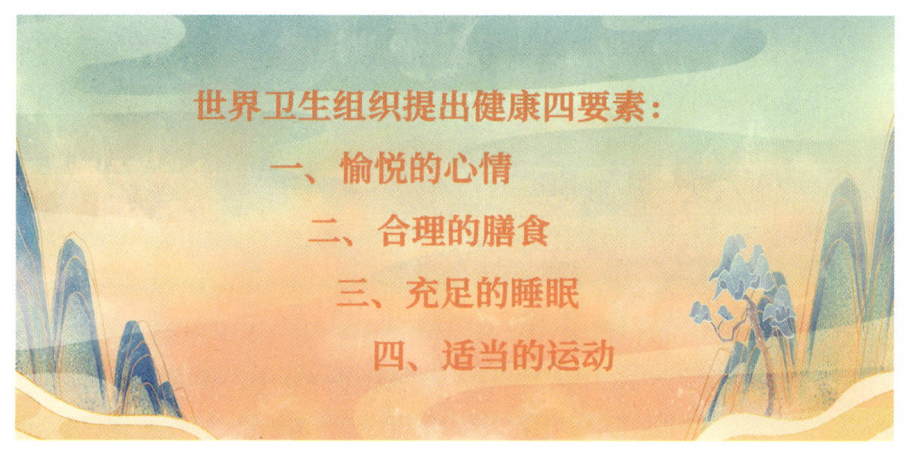
■世界卫生组织提出的健康四要素

第十二课　认识自己和环境的智慧

一方水土养一方人，我们生活在这一方水土，一定要对自己生活的环境有充分的认识。

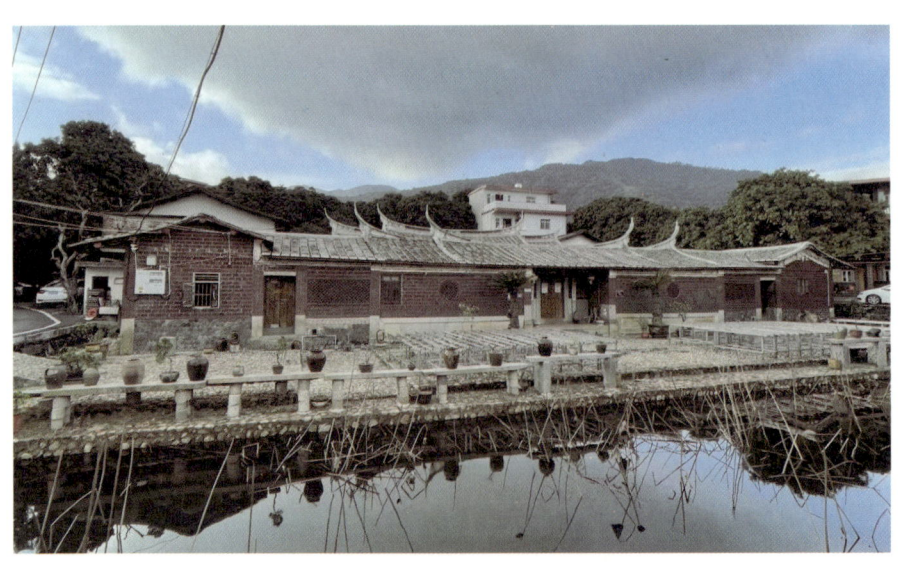
■闽南红砖大厝

厦门地处亚热带，背山面海，雨水充沛，终年罕见霜雪。湿和热就成为这一方水土的地气，湿热也成为影响厦门人健康的重要因素。

厦门又处在季风地带，每年秋冬的东北季风和春夏的西南季风深刻影响厦门百姓的生活。干燥猛烈的东北季风和湿润凉爽的西南季风对厦门百姓健康的影响不言而喻，甚至造就了厦门人的风水观。

中国人历来对风水十分重视，用封建迷信一言以蔽之，恐怕并不是科学的态度。在包括厦门在内的闽南地区，我们看到的人们对风水的认识，充满了对闽南天候、地理的认知和智慧。

深刻影响闽南人生活环境的天候是季风。厦门的五通码头，是厦门岛最早的码头之一，在岛的东北边。但历史上，厦门的居民主要聚居于厦门岛的西南方，而且老厦门人常说："朝北朝东，剥空空。""朝南朝西，赚钱没人知。"他们认为厦门的风水就是要背东北、朝西南。在北方，是"春雨贵如油"，在厦门、闽南，是"冬天雨贵如茶籽油"。如果房子朝向东、北，每年秋冬，东北季风猛烈而干燥，贯门而入，人会被吹得"乌干瘦"；而到了第二年的农历四五月，湿润的西南季风吹来，背对它，漫长炎热的夏季将如何熬过？无数个春夏秋冬，足以教会厦门人明白自己房屋居家的风水朝向应该如何选择，并以民间谚语的方式世代相传。

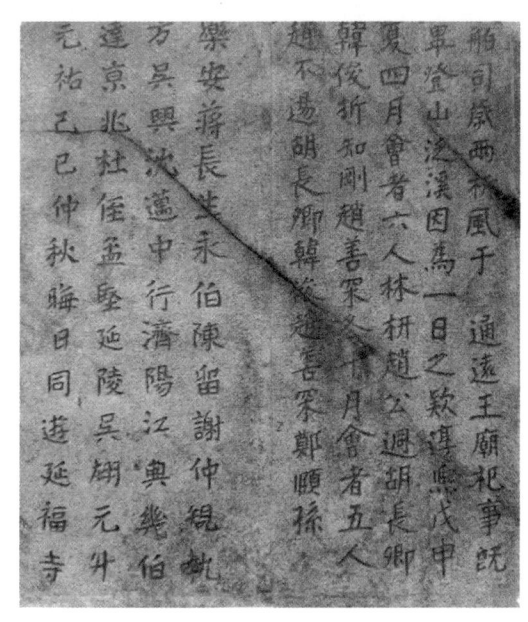
泉州九日山祈风石刻

厦门的春夏之交，"南风天"会带来大量的水汽。如果门窗没有关好，地板会一片潮湿，墙壁会生出点点水珠，连床铺、被褥、衣服都潮湿。如果没有及时处理好，必然会影响人的健康。

传统上人们多使用木板床、竹片床，上面铺褥垫、床单。到了夏季就要洗晒床板，去除春季南风天侵入的湿气。现在人们多用席梦思，还有布沙发，如果内里有湿气侵入，则很难去除。睡在其上，年深日久，对身体的影响不可忽视。有些人一直睡眠不好，换了床铺以后就安然酣睡。人的一生有三分之一的时间是在床上度过的，如何选择适合自己的床铺、卧具，实在是不可掉以轻心的事。

由于湿热的地气，闽南人居家颇重干燥、凉爽、明亮。屋子南边不种大树，忌遮光挡风，树多种东西向或屋后，照不到太阳的房子会被说是"阴，不好住"。

知己知彼，人们往往认为知己容易知彼难。实际上，因为人看待自己往往和照镜子一样，只照一面，难以全面地辩证地看待自己，真正了解自己并不容易。真正了解自己的身体现在大多靠西医的体检，也恰如单面照镜，生命的精气神，体质是阴虚、阳虚、气虚、血虚、阳盛、血淤、痰湿还是气郁，能检查出来吗？找个好中医号脉诊断，多一面镜子，更周全了解自己的体质，非常重要。只有了解自己身体全面真实的状况，才可能正确地去寻找有益健康的居家居室、饮食补品、运动场地和方式等等。

这正是闽南俗语所说的："鸡鸭补，也要身命相堪；风水好，也要八字能合。"对这方水土和生活于这方水土的自己，都要深入、深刻了解，二者不可或缺。这是祖先留在保生青草药文化里的健康智慧。

第十三课　饮食的智慧

古语云："民以食为天。"合理的饮食对于身体健康至关重要。那么，饮食如何才是合理呢？其实就五个问题：吃什么，吃多少，怎样吃，什么时候吃，什么地方吃。

从古至今，中国人都非常讲究饮食搭配，因人而异，因地制宜。《黄帝内经》教导后人："五谷为养，五果为助，五畜为益，五菜为充，气味合而服之，以补精益气。"这应是华夏子孙合理饮食的最基本原则。

在闽南民间饭桌上，父母常挂在嘴边的一句话是："吃鱼吃肉，糜饭青菜也着呷。"此句堪称《黄帝内经》闽南通俗版。闽南人早就认识到膳食要多样，谷物、肉类、蔬菜要搭配着吃。香港人均寿命超过日本，他们总结的经验中有一条是保持食物的多样性，每天吃各类食物不少于28种。现代营养学证明，食物多样性是人体营养补充全面的前提。

按闽南传统，立夏后宜多吃丝瓜，而立秋后则不吃丝瓜。吃应时的瓜果蔬菜，这正是《黄帝内经》"顺时而食"在闽南地区的活用。

吃多少?

闽南民间同样有许多宝贵的健康饮食经验:"早吃饱,午吃巧,暗暝半饥饱。"上午上班、上课,费心费力,一定要吃饱。晚上吃太饱,消化不了会影响睡眠,不利于健康。

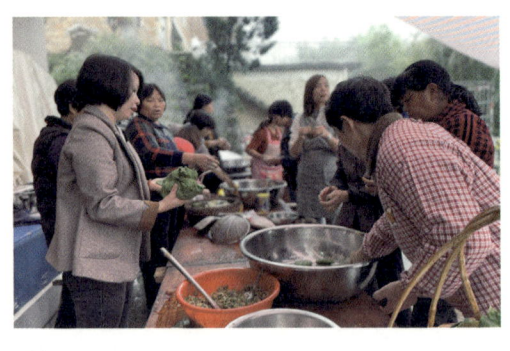
■闽南人办婚宴

小孩偏食,长辈更是耳提面命:"少吃好滋味,贪吃无口味。""贪长短就到,贪吃屎就漏。"偏食、过食,都会影响身体健康。"贪吃甜,蛀齿疼到面脱青。"这是对贪吃甜食孩子的告诫。

怎么吃?

闽南人有很多讲究。比如要养成有规律的三餐饮食习惯:"三顿吃得纯,较赢高丽洋参乱注滚。""纯",就是三餐要有规律,按时按点,不暴饮暴食,更不能饥一顿饱一顿。三餐随便吃,点心奶茶当饭,肠胃工作无规律,必会伤害身体。

还有闽南俗语"紧吃弄破碗",说的是吃饭要细嚼慢咽,既减轻肠胃的负担,又有利于充分吸收营养。

"吃烧较好吃补""烧烧嗯,补筋骨"……这些都是先人对吃冷饭冷菜会致病的总结。

怎么吃?

闽南流传最广最经典的一句俗语是:"吃饭皇帝大。"

每个人应该都有过品尝到美味佳肴时的那种愉悦。可是当你一吃饭就看电视、看手机,你还可能品尝到饭菜的美味吗?你可能吃完了都不知道刚才吃的是什么好东西。用心吃饭,不但补充营养,更是品尝家人烹饪的味道，享受独特的美味带给自己的愉悦，而这种愉悦又是对亲人付出劳动的赞美和欣赏。于是，欢乐就会感染全家。

如果反其道而行，在饭桌上不但不用心吃饭，还要责骂孩子，夫妻斗气吵架，那么吃下去的不是饭，而是难以消化的毒物。

"吃饭皇帝大"，好好吃饭，细嚼慢咽，用心品尝，粗茶淡饭也能吃出美味来。

什么时候吃？

闽南人说："一年补透透，不值补霜降。""节令啉口水，较赢平时吃鸡腿。"

老祖宗非常讲究根据节令、气候的变化来选择食物和进补。一年二十四节气，不但农作物会按照节气生长，人生长于天地之间，同样会受到天时节令的深刻影响。依节令进补，依四季选择食物，是先人对生命生长的智慧。

在什么地方吃？

俗语说："歹命作好命吃。"顶着酷日、冒着风雨干活，吃的时候应该找个遮风挡雨蔽日的地方，坐得舒服些，慢慢吃。现在生活水平提高了，餐厅、桌椅、碗筷、器皿都越来越讲究。厦门市闽南文化研究会总结闽南美食文化十个字："色、香、味、形、名、质、境、皿、音、氛。"前六个字讲菜本身的色香味、装盘的形状、独具特色的菜名及内在营养品质，后四个字讲餐厅的环境，包括窗外的景色、室内的装修和餐桌椅等家具的布置，皿指使用的各色碗筷及器皿，音指用餐时的背景音乐，氛指若有若无的薰香营造出来的气氛。

第十四课　困较好吃补

闽南俗语说："困较好吃补。""吃补不值困补。"说明老祖宗对充足睡眠的重要性具有充分的认识。人类活动可以分为睡眠与日常活动两部分，前者属阴，后者属阳。人睡眠时阳气内伏，阴气渐盛，脏腑活动减弱，血液归于肝，神气内守，是生命休养调理的关键时辰。现代生活中许多年轻人早晨不起，晚上不睡，阴阳颠倒，实为自我摧残生命。保生青草药循中原南传中医，养生倡导睡子午觉。即子时（23～1点）之前应入睡，天亮以后起，午时（11～13点）再睡一会儿。

现代研究发现，凌晨3～5点是人多个脏器最脆弱的时候，许多老人都是在这个时辰过世。如果在此之前的两个时辰没有好好休息，到这时脏器就更脆弱，更容易出现问题。自古以来，子丑寅这三个时辰是人类脏腑调养休息的时候，不让脏器休息，熬夜，忤逆天时，必大伤身。正所谓"一暗（夜）无困，三日无神"。

什么时候睡？这是睡好觉的首要问题，也是当前许多人沉迷于手机和夜生活，导致失眠、失神等亚健康状态后面临的大问题。

其次，睡多久？长期以来提倡睡八小时，但这也是因人因时而异的。冬天睡久一些，夏天睡少一些，这是许多人的常态。有些人睡8小时还没睡够；有些人，特别上了年纪的，往往睡5～6小时就睡不着了。

一个人每天的活动量也常有变化。如果白天活动过多，睡眠就要相应增多以平衡，否则阳气消耗过多，也使阴气失其根，神失所养。

当然睡眠过多，活动过少，阴气过盛，阳不胜阴，脏腑功能衰弱，瘀血、痰湿等各种病理产生，阻碍气血运行或阳气的升发，也会引起疾病。

故老话说："食困无节准（标准），各人有分寸。"

随着生活水平的提高，在什么环境睡也成为许多人的问题。独立的空间，甚至夫妻也分床分房睡，正是对充足睡眠的追求。卧室的隔音与色彩、遮光的窗帘、夜灯、床、卧具、睡衣等等与睡眠相关的环境和物品，被越来越多的人认识和重视。

这方面常出现问题的有三个。其一，高枕有忧。许多人躺着看书、看手机、看电视，喜欢把枕头垫高，睡时又懒得拿掉，往往造成颈椎问题。其二，床铺的软硬。长期睡太软的床垫，容易伤到脊椎。其三，盖被。要厚薄适当，调换适时。太厚易生火、扰动心神、耗伤阴液，心神扰动则脏腑失和，阴液外泄，出现盗汗、自汗和多梦、烦躁等，并导致气血失和、营卫失调，容易招致外邪侵袭；太薄则易感受外界寒邪，使阳气受伤、气血凝滞，引起各种疾病。应该要随四季寒热温凉而增减被褥。

春天不可遇天气转暖即马上减少衣被。"没吃五月粽，破裘不肯放"，正是告诫人们端午之前天气随时会有寒凉变化。夏天炎热，不要贪凉裸露，空调彻夜开，或纵意吹风，使风寒之邪入侵体内。秋季人体阳气未衰,自然界寒气未盛。所以,不必过早加衣添被,应接受寒凉的刺激而提高人体的抵抗力。所谓"春捂秋冻",就是强调根据自身情况和气候变化更换衣被。

但环境毕竟是外因,影响睡眠更多的是内因,是心神不宁、思虑过多、心烦意乱,或身体出了问题,如肩颈疼痛常导致难以入眠或半夜痛醒。有的人一两个晚上没睡好,就精神紧张,逢人便说"我晚上睡不着",还没吃晚饭就想着晚上如何入睡,这往往成为对自己的心理暗示,导致睡不着的情况越发严重。

闽南俗话说:"困前洗脚手,较赢啉补酒。"睡前泡脚现在已成许多人的日常习惯,对睡眠对健康有很好的帮助。此外,晚餐不吃太饱,不吃夜宵,临睡前不思考白天困扰自己的问题,不看对抗激烈的体育比赛,听催眠的音乐等等,都是有助于获得良好睡眠的方法。

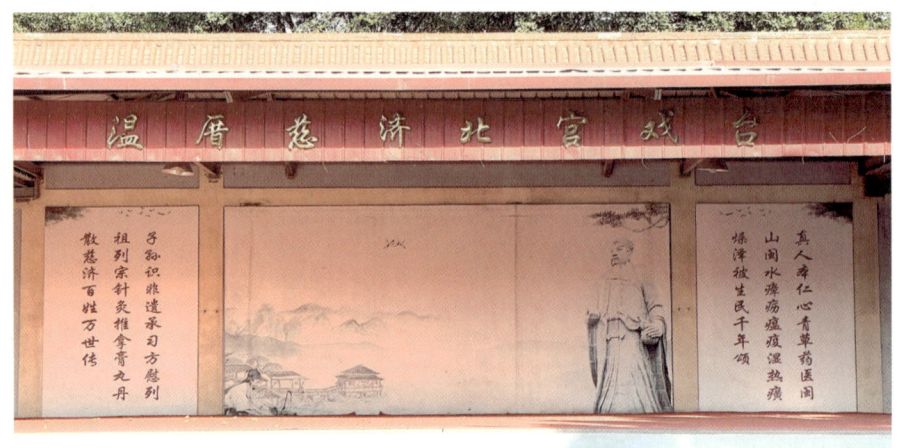

■慈济北宫戏台对联

第十五课　音乐是良药

厦门南乐团的前身是南音大师纪经亩主掌的南音曲馆"集安堂",早年,集安堂进门就能看见墙上写着三个大字"藥藥藥",据说应读作乐(音乐)乐(快乐)药(有益健康的良药)。

南音的风格是"幽雅清和",让人在纷繁的世间,有一段忘记烦恼、舒缓焦躁、消解忧愁、宁静致远的时光。

乐为心声。《乐记》中记载:"凡音之起,由人心生也,物使之然也。"这就是说,音乐首先感受于人心。从中医理论来讲,心藏神,是七情之大主,"怒、喜、忧、思、悲、恐、惊"七情,莫不由心而发。

关于音乐对人心智、心情、心理的影响,《黄帝内经》早就提到。中华传统的五音——宫、商、角、徵、羽,对应人的五脏——脾、肺、肝、心、肾,对应五行——土、金、木、火、水,对应五方——中、西、东、南、北,对应五声——歌、哭、呼、笑、吟,也对应五志(七情)——思、悲(忧)、怒、喜、恐(惊)。所以,不同的音乐可以直接引动七情,补养五脏,当然也可以伤及五脏;

可以引导气血，也可以干扰气血。一首优美雅静的音乐可让人畅志抒怀，安定情绪；相反，也会有音乐让人听了情绪抑郁。

【宫】调唱名中的Do音，简谱中的"1"。宫为长夏（农历六月）音，具有生化万物、繁育新生的作用。旋律平和稳重，宽广厚重，典雅恢宏。脾胃虚弱、运化不良的人应多听风格悠扬、庄重、肃穆的古乐，如南音《梅花操》。

【商】调唱名中的Re音，简谱中的"2"。商为秋音，具有收敛密集、宁静平定的作用。旋律忧伤婉转，但不抑郁；柔肠百转，但不消沉。肺气虚弱、呼吸不畅、气怯声低的朋友可以多听这一类的音乐，如《长征组歌》中的《过雪山草地》，或铜管乐演奏的抒情乐曲。

【角】调唱名中的Mi音，简谱中的"3"。角为春音，具有温煦长养、激发生机、舒达气郁的作用。肝气郁滞、闷闷不乐的人可以多听竹木乐器演奏的舒缓、悠扬、深远的音乐，如高原风格的歌。

【徵】调唱名中的Sol音，简谱中的"5"。徵为夏音，具有鼓舞阳气生长的作用。心气虚弱、心血不足、情绪低落的朋友宜听情绪热烈、欢快的音乐，如《青年圆舞曲》。

【羽】调唱名中的La音，简谱中的"6"。羽为冬音，冷色调为主，沉静柔顺，如水舒缓潜行。阴虚阳亢、烦躁焦虑的人常听弦乐演奏风格、行云流水的音乐，将大有裨益，如歌曲《让我们荡起双桨》。

音乐可以养生，是抚慰心灵、疗愈疾病非常有效的手段。古代有"剑胆琴心"之说。剑，指武术，运动可以强身健体，使人有胆识；琴，指音乐，音乐可以怡情抒怀，培育情志，使人心神安宁。剑胆琴心，运动和音乐都是通过导引气血流通，疏通经络，养护精气神，达成健康延寿养生的目的。

从 20 世纪 50 年代开始，西方医学也提出了音乐疗法。音乐对人类潜意识的影响，远超我们的想象。一曲优美动人的音乐，不只是耳朵在听，更是在撩拨心弦，令人气血皆通。音乐会在不知不觉中抚慰我们的情绪，缓解我们的疼痛，安抚我们躁动的心。让我们喜爱音乐吧！

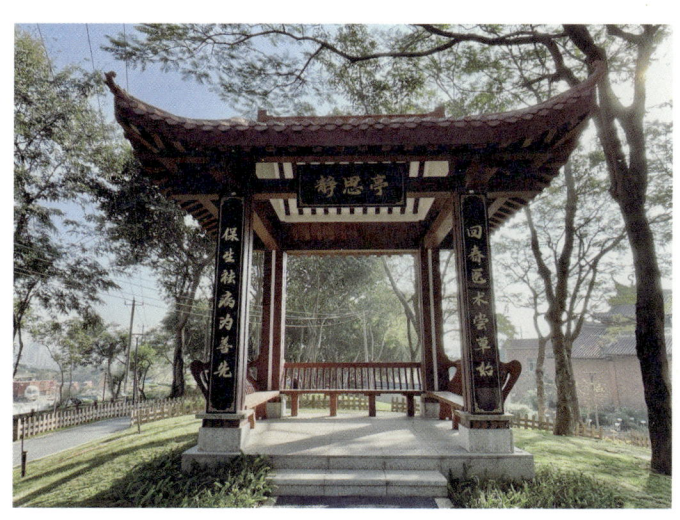

■ 慈济北宫闽台青草药园静思亭

第十六课　为祖国健康工作 40 年

"为祖国健康工作 40 年。"这是中国现代体育之父马约翰 20 世纪 50 年代初在清华大学担任体育系主任时提出的。这句话很快成为中国大学生热爱体育、锻炼身体的口号，并风靡全国。

马约翰是厦门鼓浪屿人，一生为改变中国人"东亚病夫"的形象而奋斗。他提出这个口号不是偶然的，因为他生长的鼓浪屿是"万国租借地"，管理者是外国人组成的工部局，

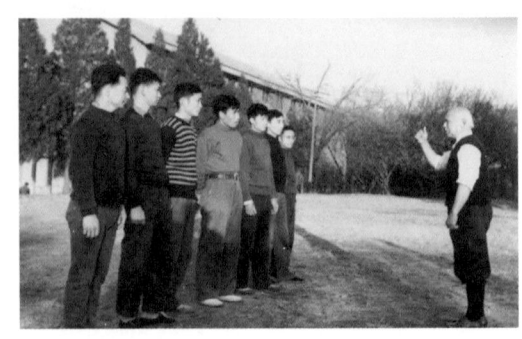
■上课中的马约翰

执法队伍是英国殖民地印度巡捕。他从小看着洋人欺侮中国人，嘲讽中国人是"东亚病夫"，把自己锻炼得比洋人更强壮更健康，是他从小立下的志向。

同时，他生长的闽南，自古以来崇尚文武双全，十分重视强身健体。这从闽南流行的俗话"小汉有运动，大汉身命勇""脚手多振

动，吃香困香规日弄"，也可见一斑。

南少林、永春白鹤拳、五祖拳都诞生于闽南，舞龙、舞狮、宋江阵、小操队等以武术为基础的阵头盛行于闽南。名震中外的霍元甲创建"中华精武国术会"，也在厦门设立分会，派遣名师"花枪刘"执掌，会址就在厦门中山公园司令台。

20世纪30年代，精武国术会在厦门中山公园举行闽南武术大会，获得冠军的是厦门大学学生表演的醉拳。大会还专门请闽南著名的武术大师妙月和尚来表演。

中国武术流派纷繁，但有共同的"武德"。习武不是要打架或欺负人，而是要防身、健身。那些血气方刚、心浮气躁的年轻人，师父是不肯收其为徒的。

人活一口气。真正身体好，必须"正气内存，百邪不侵"。武术的真谛，不在练肌肉比筋骨，而在调息运气。力气力气，力离不开气。传统武术健身重内功、重气功，这也是太极拳男女老少皆宜，风靡全国，传播海外，成为人类非物质文化遗产代表性项目的根本原因。闽南五祖拳、宋江阵，调息运气的站桩、禅修，都是强身健体的非遗项目，也正在被越来越多的人所认识喜爱。

西方竞技类体育传入中国，对提高人们对体育锻炼的兴趣，增强人们的身体素质，丰富赛事娱乐活动等功不可没。但是由于西方竞技体育重于肌肉筋骨的极限锻炼，篮球、足球等对抗性项目在激烈的身体接触、冲撞中更易造成伤害，许多运动员、体育爱好者往往落下诸多伤痛，晚年饱受折磨，长寿者也不多。

闽南习武之风盛行，练习过程中也难免会有跌扑损伤，但中华习武传统悠久，积累传承下很多跌打损伤的医术和医药。闽南青草药中就有接骨草、麦穗癀、一条根等许多针对跌打损伤的草药，民间也有很多专治骨折、脱臼、脚崴、筋扭，手到病除的高手。过去练武的人往往会去采摘麦穗癀煮汤内服，煮水外洗，起到通经活络、修复患处的效果。

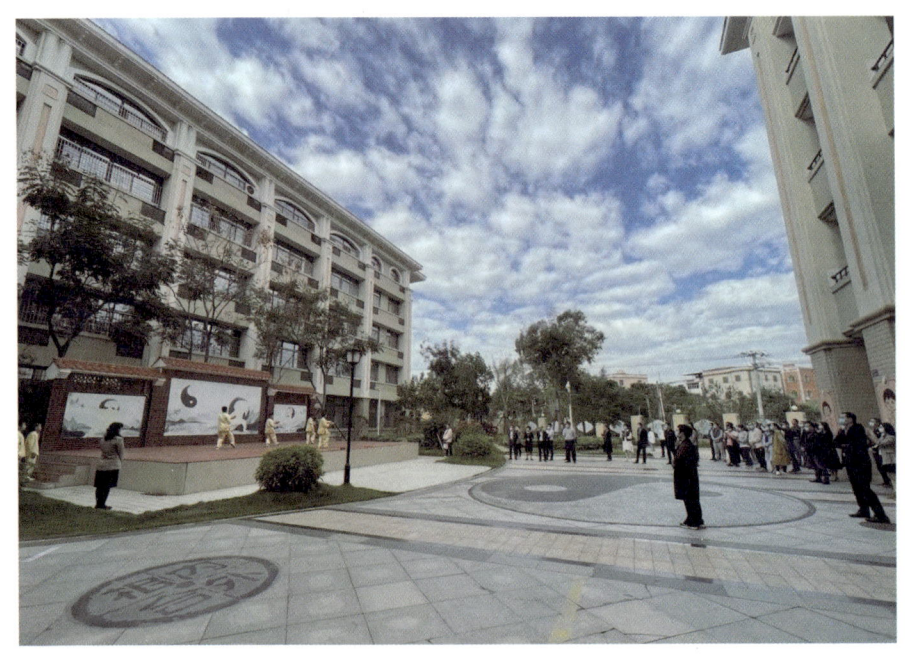

■厦门海沧华附实验小学的孩子们表演太极操

遵循中华武德，重振闽南武术正气内存、强身健体的宝贵传统，这也是闽南青草药文化重要的组成部分和保持健康的重要路径。完整认识闽南青草药文化体系，把传统的拳法、武术阵头等非物质文化遗产更好地传承下去，并融入当代的因素，推动武术进入中小学的体育课、课间操、兴趣小组、学生演出队等，使孩子们对中华武术有最基本的了解，唤起他们的兴趣、热爱。使武术得到传承，这需要我们几代人的努力，要从现在就开始。

而中老年人运动养生则应遵循动静适宜、量力而行的原则，过犹不及，反伤身体。

同时，运动还应在准确了解自己体质的前提下，因体择地，因人因时而异。例如阴虚的人，易烦热，咽干口燥，消瘦盗汗，应该选择在阴凉处锻炼，比如向北的低洼之处以及海边、河畔、山林、沟谷等，最好赤脚汲地气。而阳虚之人，腰膝冷痛，形寒肢冷，尿清便溏，倦怠乏力，就应该选择在上午阳光明媚的时候锻炼，地点宜在向阳、干燥、居高之处，以吸收天地之阳气，起到驱寒外出之功。

因人、因时、因地制宜，这是中医药也是青草药辨证高明之所在。世卫组织提倡"适当的运动"，其"适当"可用中华医药的辨证哲学进行解读。

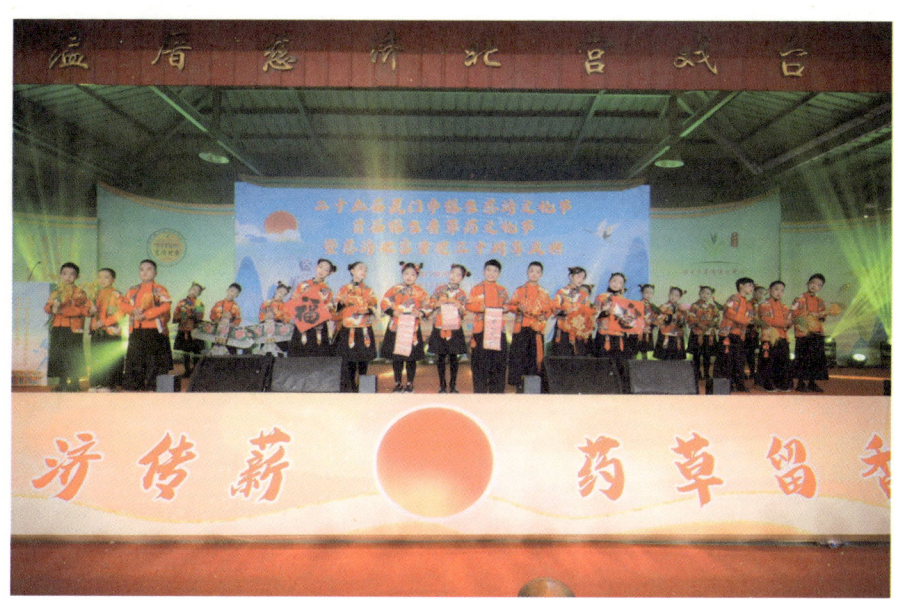

■首届保生青草药文化节上孩子们表演《二十四节气歌》

第十七课　口耳相传的民间诊断法

传统中医在诊病的过程中，讲究辨证论治、四诊合参，即望、闻、问、切相互参照。扁鹊的《难经》指出："望而知之谓之神，闻而知之谓之圣，问而知之谓之工，切脉而知之谓之巧。"这是学习中医治病救人的基本功，每一个中医师都应该掌握。

不过在闽南民间，也流传许多普通人就能掌握的判断身体素质情况，或者诊断亚健康及常见病的一些独特的方法。这些方法有的

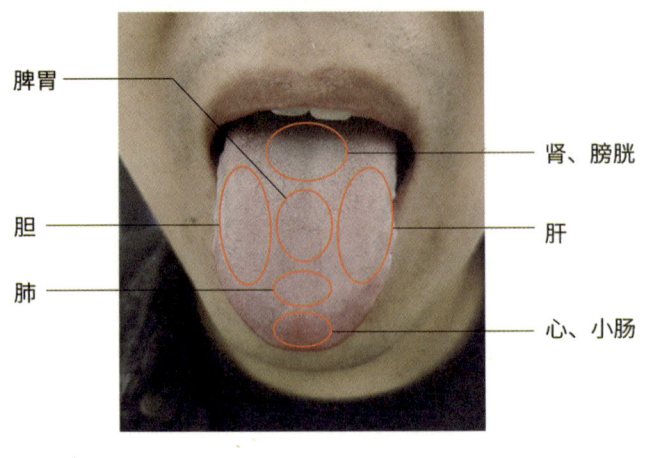

■舌诊图

与传统四诊相似，有的则另辟蹊径，与众不同，但简单易学，一般人只要稍加用心便能掌握，平日只要注意观察，便能及时发现家人或亲友健康的异常。

一个人如果头发黝黑浓密，双目炯炯有神，说话声如洪钟，吃饭胃口好，大家都认为此人体魄强健，体质比较好。反之，若一个人头发稀疏发黄，眼神呆滞，说话声音很小，胃口又很一般，人们通常认为此人体质偏弱，不适合高强度工作。据说早年间，男女相亲时，除了考虑长相、身高、品德、家庭背景、是否投缘以外，双方父母还很看重对方年轻人的胃口怎么样。胃口好便证明身体好，男的干活有力气，女的生娃不费劲。

每个村庄都有一些长寿老人，身体硬朗，思维敏捷，人们常会注意到他们的耳朵。他们往往耳廓比较大，耳垂比较厚实，人们形象地将这种耳朵比作佛陀的耳朵。从五脏学说来分析，肾开窍于耳，耳朵大说明肾气足，而肾为先天之本，主生殖与寿命，肾气足，寿命自然更长。

如果身体处于亚健康状态，也会有很多指征。比如小儿骨瘦如柴，却腹大如鼓，有经验的老人家一看便知是疳积，用绣花针挑其手指四缝穴，再采麦穗癀或人字草炖汤喝，很快便能改善；有的孩子夜里总是哭闹，一看其山根处发青，便知道是由受惊引起；有的成年人眼袋重，有很明显的黑眼圈，俗称"熊猫眼"，要么是长期熬夜，要么是失眠；有的人一到夏天，脸上总是油腻腻、湿漉漉的，一天要反复洗脸却仍洗不干净，这是夏天湿气重导致的。

而五脏六腑的"上火"，外在也会有一些蛛丝马迹，有人晨起眼角总是有眼屎，感觉眼睛干涩，说明肝火大；有人总是口腔溃疡，脸色偏红，说明心火亢；有人流浓黄鼻涕，咳吐黄痰，说明肺火盛；有人说话口气较重，小便又偏黄浊，说明胃火大；有人小便带血,俗称"尿血",伴随腰膝酸软,说明肾火大。

在闽南民间,触诊也常用于诊断一些常见病。如果遇到脱臼或骨折的病人,民间正骨高手往往轻触其患处,顺着肌肉和骨骼慢慢摸索,便能知道其伤势轻重,然后根据具体情况施治。有的人常年四肢不温,尤其是冬天,手脚冰凉,与其握手感觉与握住铁棍无异,便能判断其阳气不足,需要扶阳温通。当出现肚子痛或牙痛时,经验丰富的人,便伸手触摸病人的肚子或脸颊,如果病人喜按,说明是阳虚作痛,如果拒按,说明是实火作痛,如此便能辨证施治了。

上述关于身体健康的诊断,早年年龄较大或阅历较多的,都多少懂一些,常常能早早发现亚健康的症状和常见病多发病等小病的苗头,及时用青草药或外治医术治愈亲友。可惜近些年来人们有病就上医院,这些宝贵的民间诊断方法得不到传承,正亟待抢救。

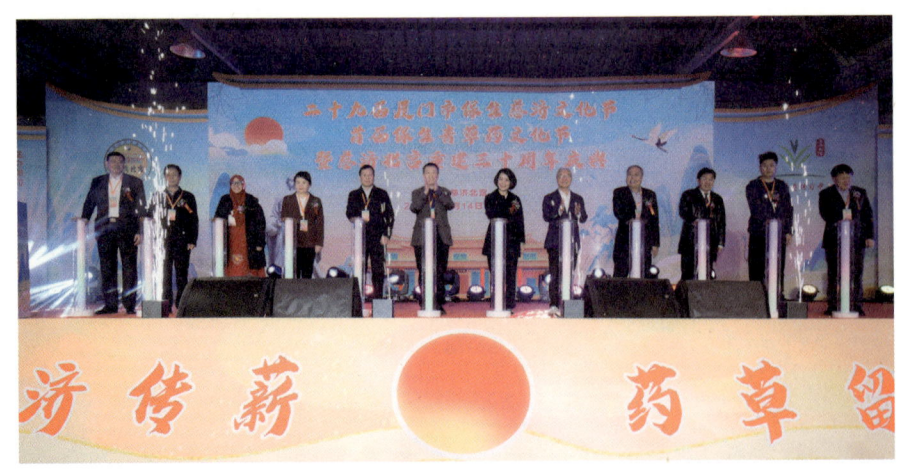

■首届保生青草药文化节启动仪式

第十八课　厦门百姓喜爱的青草药

走在闽台乡间的小道上，阡陌纵横，鸡犬相闻，常能看到懂草药的大爷大妈在田间地头采撷青草药，拿回家中煮了当茶喝。若问他们这些草药有何用处，他们往往如数家珍、滔滔不绝：最近天气炎热，骄阳似火，采一些鬼针草、牛筋草熬水喝，可以降火消暑；这些天熬夜，用眼过度，眼睛里面有血丝，还有些轻微肿痛，桑叶、叶下珠最能清肝火、消红肿，煮水当茶喝几次，就能痊愈；家里的小朋友煎炸烧烤食品、零食饮料吃多了，有了积食，舌苔厚，不吃饭，采点鸡矢藤、截叶铁扫帚回去炖瘦肉汤，味道不错，给小朋友吃一吃，能健脾、消食、开胃……

这些乡间不起眼的杂草，在有经验的大爷大妈眼里，全部都是宝贝。他们往往是采摘新鲜草药，洗干净煮水代茶喝，或者与猪骨、鸡鸭一起炖汤，做成药膳食用，简单方便，安全有效，令人惊奇。

闽台地区，城里往往会有青草药一条街，如厦门第八菜市场、泉州东西街、漳州龙池商业街、台北万华区龙山寺右侧的西昌街224巷等，均有好多家青草药店或草药摊，琳琅满目，人声鼎沸。

草药店（摊）所贩卖的青草药都是药农到郊区或野外采摘的。为了便于保存和运输，有不少草药被晒干或烘干。

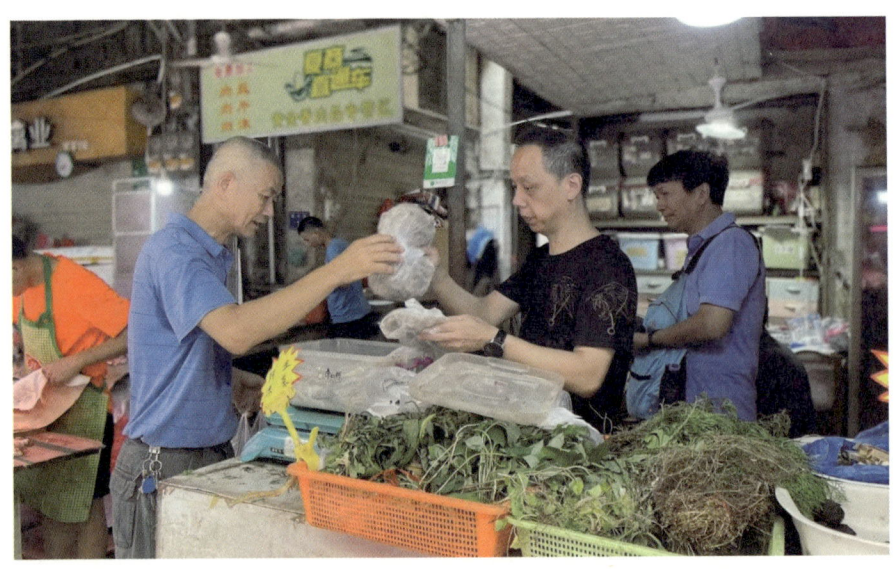

■ 厦门八市的青草药店

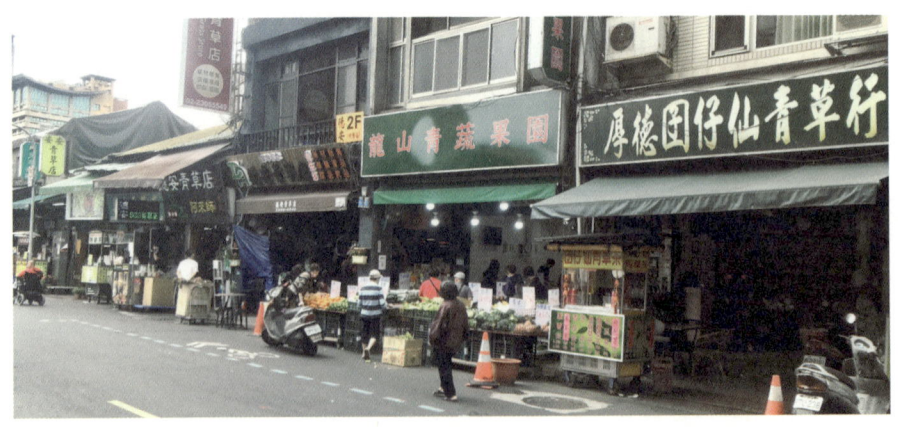

■ 台北西昌街的青草药店

很多青草药都是药食同源之品，人们根据四季轮转、节气变化，发明了独具特色的药膳养生文化，传承千年。清明前后，人们会到田间地头采摘鼠曲草，制作成鼠曲粿食用，以慎终追远、缅怀先人。同时，鼠曲草可润肺止咳，春天容易引发流感咳嗽诸症，吃鼠曲粿即有未病先治之功。端午佳节，人们吃碱粽，既可健脾胃，又可解暑。家家户户在门框上悬挂菖蒲、艾蒿，并制作香囊随身佩戴，因此时阳气最盛，虫蛇出没频繁，这些方法有防蛇驱虫、驱邪避秽之功。酷暑之时，大街小巷都在卖仙草蜜。仙草蜜用凉粉草（俗称"仙草"）熬制而成，呈果冻状，切成小块加上蜂蜜食用，甜中带微苦，清热解暑，老少咸宜，很受欢迎。入秋之后，天气比较干燥，人们习惯于用山药、莲子、银耳、冰糖，一起煮成羹，吃了有滋阴润燥之功。到了冬日，气温下降，则有采挖五指毛桃、虎尾轮等根茎草药炖鸡鸭、猪骨的习俗，以滋养气血、强筋壮骨。

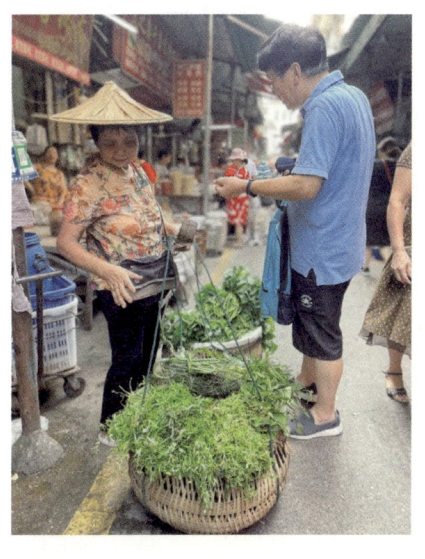

■厦门八市的青草药摊

闽南民间有一句俗语："见青就是药。"在老一辈的闽南人看来，身边各种青翠的"杂草"都是宝贝，祖祖辈辈靠着它们祛疾除患、延年益寿。

为了更好地传承、传播闽台青草药文化，2022年"首届厦门市民文化节"期间，举行了"十大厦门市民喜爱的青草药"评选活动。此次活动的指导单位为厦门市文化和旅游局、厦门市卫生健康委员会、福建省闽南文化研究会、福建省炎黄文化研究会，由厦门市中医院、厦门市非遗保护中心主办，由省级非遗"闽台青草药"保护单位——厦门市海沧区保生青草药传习中心等单位承办，社会各界反响热烈，好评如潮。

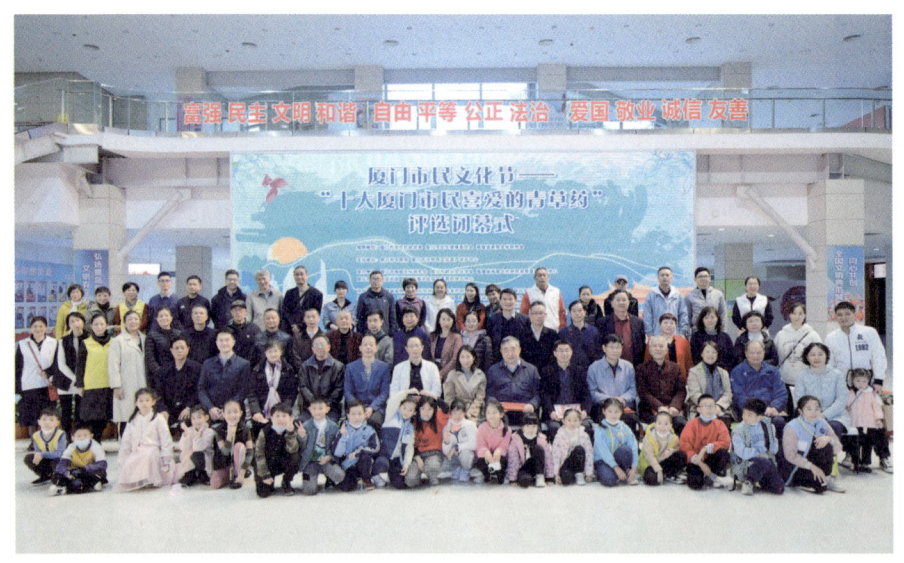
■ "十大厦门市民喜爱的青草药"评选闭幕式

此次候选的青草药共有84种,分为降火、祛湿、退癀、常用饮食4类,由评委会15位青草药专家、学者在查阅资料、结合临床、田野调查的基础上拟出候选名单。市民朋友和青草药爱好者通过网络投票,评选自己最为心仪的青草药。经过1个多月的投票,终于选出4类,每类各10种,共40种厦门市民喜爱的青草药。这些青草药都是传承久远,人们耳熟能详的,对于百姓日常的养生防病、祛疾除患,发挥了重要作用。

今后,将以这40种青草药为抓手,大力推动青草药文化进学校、进社区、进机关、进公园、进宫庙、进卫生院等,让青草药文化逐渐走进千家万户,绿化城市,美化家庭,健康个人,造福百姓。

这4类共40种青草药将在本书第三篇逐一详细介绍。

第十九课　神奇的外治手法

在与疾病斗争的过程中，闽南人逐渐积累了各种养生祛疾的独到的经验。除了采摘青草药煮汤内服治疗疾病以外，人们还发明了各种外治手法。这些外治法基本上只靠双手，或借助简单的工具，容易学习，颇有效验，如抓痧、放筋、剔疳、接骨、推拿等。

20世纪80年代，厦门人民剧场王朝阳经理是祖传接骨高手。在剧场日常工作之余，常有一些骨伤患者慕名而来。他总是来者不拒，手到病除，而且分文不取。1980年，75岁的蓝阿婆被自行车撞倒，上臂骨折。经人指引，在儿子陪同下找到王朝阳。王朝阳放下手中工作，扶阿婆坐下，送上一杯温水让她喝两口稍稍镇静，一边故作轻松地和阿婆拉家常，问东问西，一边一手托着她的胳膊肘，一手轻轻抚按上臂疼痛处，不过十来秒钟，只听他用闽南语喊一声："好势！"蓝阿婆原本痛苦万分的脸上霎时露出轻松的笑容。随后，王朝阳用两根五寸长的竹篾片垫在伤处，再用纱布一层层地缠裹好，又周到地用另一条长纱布将阿婆的胳膊吊挂在胸前，然后取出纸笔写下五味中药，吩咐阿婆的孩子先去药店购买八帖药，再去市场购买一只公鸡，杀好去毛，分成四份。每次用一份小公鸡加一帖中药，共同剁烂，敷在患处，每日一换。阿婆的孩子要付钱，他笑着推辞道："赶紧带你妈妈回去上药吧。"连纱布、竹篾的钱他都倒贴了。蓝阿婆回去后，只用了两只公鸡、八帖药，便解开了纱布，受伤的手臂行动自如，疗效令人叹为观止。

这种事例在当时的厦门司空见惯，也不止一个王朝阳，几乎每一个街道或每几条街巷都会有一些身怀绝技又古道热肠的高人。有的医术可能没有王朝阳这么高明，但慈悲的情怀、助人为乐的善行比比皆是。最常见的是帮人"抓痧""放筋"的姑婆婶婆等。

抓痧用于治疗中暑。在酷暑时节，天气闷热，从事户外工作的人，被暑气所伤，疲倦乏力，头晕脑胀，没有胃口。此时，有经验的人便端来一碗清水，加少许食盐，而后手蘸盐水，或用拇指和食指，或用弯曲的食指与中指的第二节，夹住患者的眉心、脖颈、胸口、后背等处，将皮肤夹起，然后松开，一起一落，反复进行，直至

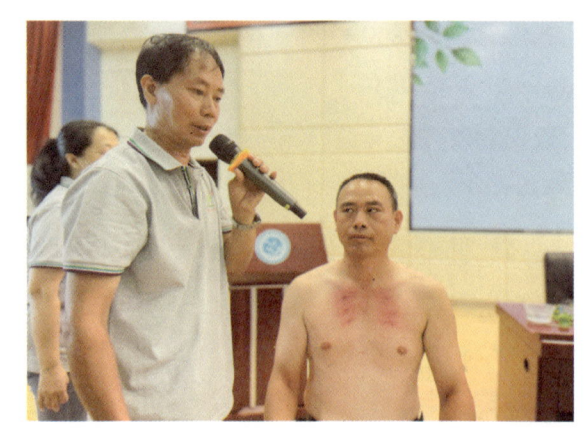

■抓痧

被抓的部位"出痧"，出现一个橄榄状充血点为止。初学者或指力不足者，也有用瓷调羹蘸盐水刮出痧的。

放筋一般用于小儿外感发烧，或高热惊厥。孩子不慎受风着凉，或被热邪所伤，出现发烧、头痛、恶心、咳嗽等外感症状。家中爷爷奶奶见状，赶紧将其抱到身前，在其腋窝、肘窝、腹股沟、腘窝等处，通过点按、揉捏等方式，为其放筋。孩子出一身汗，邪气随

之排出，感冒发烧也就好了。

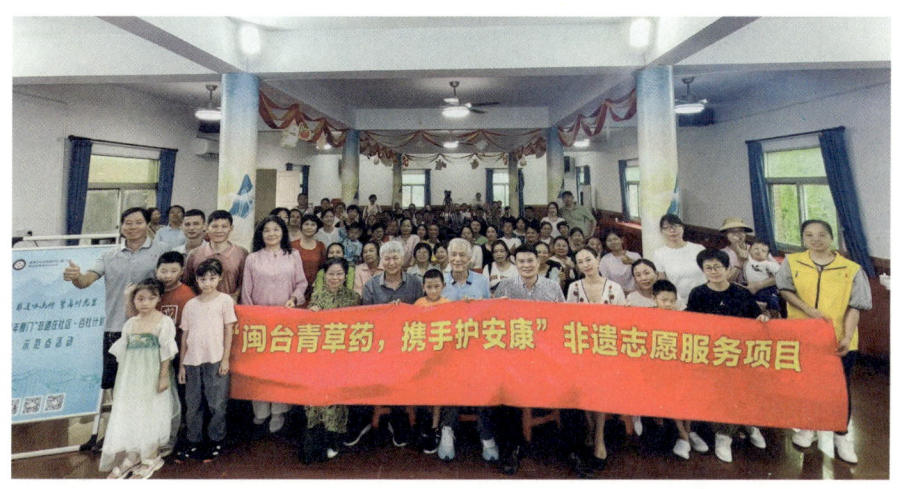

■ 高树彬医生在保生讲坛讲述"小儿放筋疗法"后与听众合影

剔疳则专门用于治疗小儿疳积。小儿得疳积往往是因为乳食不节，过食肥甘生冷，伤及脾胃，导致胃口不佳，不想吃饭，同时又四肢消瘦，肚子鼓胀。乡下有一些爷爷奶奶掌握了剔疳绝活，专门治疗疳积的孩子。他们拿出一根银针，抓住孩子的掌面，在无名指或小指指横纹中央轻轻一挑，挤出一点白色水样液，小儿顿时疼得大哭。从此以后，孩子胃口大开，鼓胀的肚子逐渐消掉，个子也长得快。

接骨是民间治疗骨折、脱臼的方法。以前习武之人多，民间也总有接骨高手。有人从高处跌落或被外力所伤，导致骨折、脱臼，疼痛万分，不敢用力，便上门找民间接骨高手帮忙。若是骨折，接骨高手会先询问伤者是由于什么原因导致的，眼观、手摸，查看其伤情，然后根据肌肉的纹理，用手法帮骨头复位，再用特制草药膏外敷，以杉树皮或竹篾裹住患处，固定起来，让伤者好好静养，恢复的效果都不错。若脱臼，他会一边轻轻摸着伤者的关节，一边问东问西，突然猛一发力，伤者大叫一声"哎哟"，关节就复位了。

推拿主要用于脚崴筋扭、跌打损伤及慢性筋骨疼痛诸症。早年，体力劳动强度大，时间长了，容易造成肌肉劳损。现代人则由于运动不足，长时间久坐，导致经络淤堵，出现各种慢

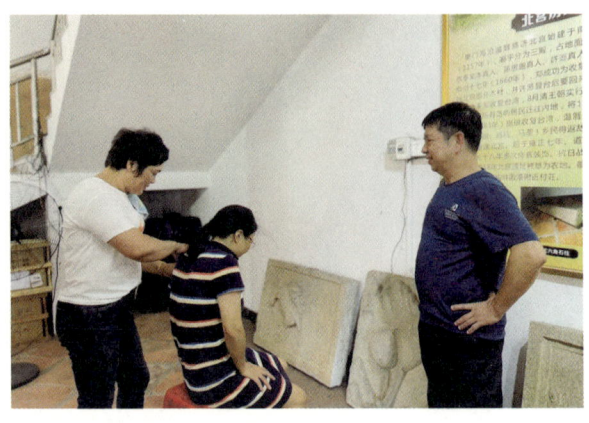
■民间正骨高手洪淑金在慈济北宫义诊

性腰酸腿痛。此时，有经验的推拿高手，便使用祖传手法，在特定的经络、穴位上帮患者推一推、揉一揉，哪里不通便疏通哪里。

厦门有位民间正骨高手洪淑金，其手法也属于推拿。颈椎病、肩周炎、腰椎间盘突出、脊柱侧弯等问题，洪淑金通过正骨调理，往往能迎刃而解。她请患者端坐在方凳上，一手捧腹一手抱头，低头做睡觉状，请另外一人夹住患者一条腿，她则在患者身后用力，分别从左右两侧掰扭患者上身。之后，再揉按环跳穴，仅几个来回，一二十分钟，腰椎滑脱、错位等不适，就大大缓解。患者一下子如释重负，人轻松很多，都啧啧称奇，感觉不可思议。

这些外治手法在闽南民间传承千年，往往有四两拨千斤的效果，看似简单，实则高明。用这些手法治病时，民间草医都全神贯注、静心凝神，达到物我两忘之境，故常有出神入化之功。

但是，这些绝活正面临失传的窘境，老一辈的高手过世之后，后继乏人，很多"技艺"就变成"记忆"了。

·第二篇·
认识中华养生与治病的历史

第一课　神农与《神农本草经》

　　神农，即炎帝，姓姜，号神农氏，中国上古人物，被世人尊称为药祖、五谷先帝、神农大帝、地皇等，传说中的农业和医药的发明者。

　　远古时期，五谷和杂草长在一起，药材与百花开在一处，哪些植物可以做粮食，哪些药草可以治病，谁也分不清楚。那时人们靠猎鸟兽、捕鱼虾、采野果维持生活，有时吃了不该吃的东西，中了毒；有时受气候冷热变化影响，着凉或中暑；还经常被猛兽虫蛇所伤，或发生摔伤、扭伤以及其他外伤流血事故。人们吃不饱，穿不暖，生病后不知道用什么药、怎么治疗，严重时甚至有性命之忧。神农看到黎民百姓的困苦，很心痛，他认真研究，发现了五谷的生长规律，便指导人们春种秋收，使五谷成为中国人的主食。之后，他下决心要尝百草定药性，为人们消除疾病。

　　神农说干就干，毅然踏上寻药的征程。他挎着兽皮做的两个背袋，提着一根棍棒，腰里别着石刀，上山寻药。他每天都要采好多种草药，一种一种地品味药性。采草药时，可能会遭到野兽和毒蛇的侵袭，但是神农没有退缩。

神农仰观俯察，近取诸身，远取诸物，很注意通过多方观察来判断药性。比如，他发现野猪常常用嘴巴深拱草木藤蔓的根，拱出葛根、山药后津津有味地嚼食，便推测葛根、山药有补益的作用，他疲劳饥饿时以葛根、山药充饥，果然很快恢复体力。他看到小鸟每次啄食虫子野果后又去啄食山楂，便推测山楂有消食和胃的作用；他吃多了肚子胀时，就吃些山楂，果然一会儿肚子就舒服了；他看到合欢树叶子到了晚上闭合起来，好像在睡觉，就猜想这种植物应该能帮助人们拥有更好的睡眠，于是用石刀割了块树皮熬水喝，果然当晚睡得特别香……

尝药的过程险象环生，经常中毒。有一次，他尝一种野草，一嚼就觉得不对劲，霎时口中发麻，天旋地转，一头栽倒。人们扶起他时，他已无法说话，用尽最后一点力气，指着面前的灵芝，又指指自己的嘴巴。人们赶紧把灵芝摘下喂到他嘴里，慢慢地，神农清醒过来。从此，人们都说灵芝能起死回生。

人们担心神农这样尝药太危险，劝他停止，但他坚持初心，毫不动摇。

神农就这样不知疲倦、不惧生死地采药试药，基本掌握了草木虫石的药性，悟出苦寒降火、辛辣温通、甘甜补益、酸涩收敛等草药规律。这些珍贵的中医药知识，靠记忆口耳相传，靠符号简要记录。他还带学徒，传授医术，造福四方百姓。

令人惋惜的是，神农最后误食断肠草，再也没有醒过来。那一天，神农发现一株攀在树上的藤状植物，开着黄色的小花，他没见过，感觉有点特别，就采了几片叶子放在嘴里咀嚼。没想这植物竟有剧毒，他顿时腹中绞痛，倒地不起。但这次，茶和灵芝都不起作用，神农永远地离开了人间。

由于年代久远，神农发现的许多珍贵的中医药知识已经失传。神农虽然离去，但他的精神代代相传。历代草医以他为榜样，不断探索、实践、积累草药治病的知识和经验。秦汉时期，人们将历代积累的经验，综合整理成《神农本草经》，这是中医四大经典著作之一，是现存最早的本草学专著，也是中药发展历史上的一座里程碑，奠定了我国中医药发展的基础。

在中国古代，大部分药物是植物药，所以"本草"成了它们的代名词。除了植物药，还有动物药、矿物药、海洋药等。

《神农本草经》由两部分组成。第一部分为序录，类似现代药学著作的总论。涉及中药的基础理论，如四气五味、七情配伍、君臣佐使等，以及药材生长环境、采收加工、调制剂型、服药时间、药物治疗等多个方面。例如，提出"药有酸咸甘苦辛五味，又有寒热温凉四气及有毒无毒。疗寒以热药，疗热以寒药，饮食不消以吐下药……各随其所宜"等基本理论及用药原则，并总结了"药有君臣佐使""有单行者，有相须者，有相使者，有相畏者，有相恶者，有相反者，有相杀者"等药物配伍方法。为了保证药物的质量，还指出要注意药物的产地，采集药

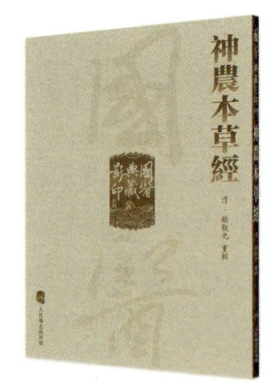
■《神农本草经》

物的时间、方法，要辨别药物的真伪。制成各种剂型，要随药性而定，用毒药要从小剂量开始……这些理论方法，到今天仍是中医药学的重要理论支柱，指导着临床实践。

《神农本草经》的第二部分是各论，共记载药物 365 种，分成上、中、下三品。上品 120 种，无毒，具有补养作用，可以久服，延年益寿；中品 120 种，有小毒或无毒，可以治病也可以用于补

养；下品125种，多为有毒，只能用于治病，不可久服。这365种药已经使用了几千年，至今大多数仍旧可考、可用、有效，成为经典药。这种分类法体现了以人为本的精神，对养生保健治未病有很强的指导意义。

《神农本草经》是对中国中医药的第一次系统总结，是中医药药物学理论发展的源头。

推荐一味青草药：巴戟天（巴戟）

巴戟天，又名鸡眼藤，是一种爬藤类植物，生于山地疏、密林下和灌丛中。它的叶子对生，表面粗糙，有沙粒感，新叶嫩芽呈紫色，带有茸毛。果实初为绿色，慢慢变红，成熟时一整片鲜艳橙红，特别显眼。但果实长相奇特，一簇一簇的，远远望去，好像有许多鸡眼睛盯着人看，有些人看了会浑身不舒服，特别是有密集恐惧症的人。

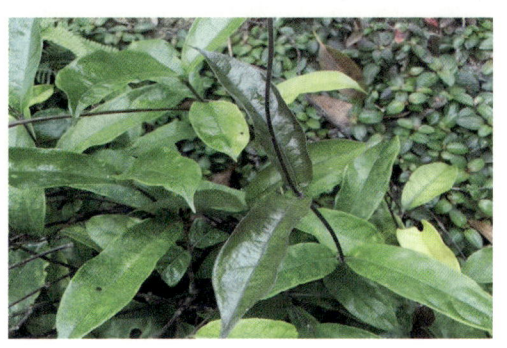
■ 巴戟天（巴戟）

虽然巴戟天外形怪异，但它的根有"南国仙参"的美誉。它的根一节一节的，像鸡肠，也叫鸡肠风，有补肾阳、强筋骨、祛风湿的功效，早在《神农本草经》中就有记载，被列为上品。历代医家广泛用它治疗肾阳虚引起的各种疾病。要注意的是，巴戟天的根使用时要去芯。

肾为先天之本，肾阳虚的人喜暖恶寒、容易萎靡不振等。冬天适合养肾，民间冬季进补常用巴戟天炖汤或泡酒，如用巴戟天炖猪尾骨，也可用巴戟天、肉苁蓉一起炖鸡。据说清朝乾隆皇帝长寿的秘诀之一就是经常食用巴戟天药膳。

养生俗语:"早吃饱,午吃巧,暗暝半饥饱。"

一日三餐不是平均分配的,提倡早餐吃饱,午餐吃好,晚餐吃少。因为吃下去的食物需要靠身体的阳气来消化,白天阳气旺,人体的消化能力强,所以早餐、午餐要吃饱、吃好;晚上阳气弱,吃下的食物不容易消化,所以晚餐要少吃点,以减轻脾胃的负担。如今不少人喜欢晚上应酬、喝酒,吃得大腹便便,既损伤脾胃又影响睡眠,并不可取。

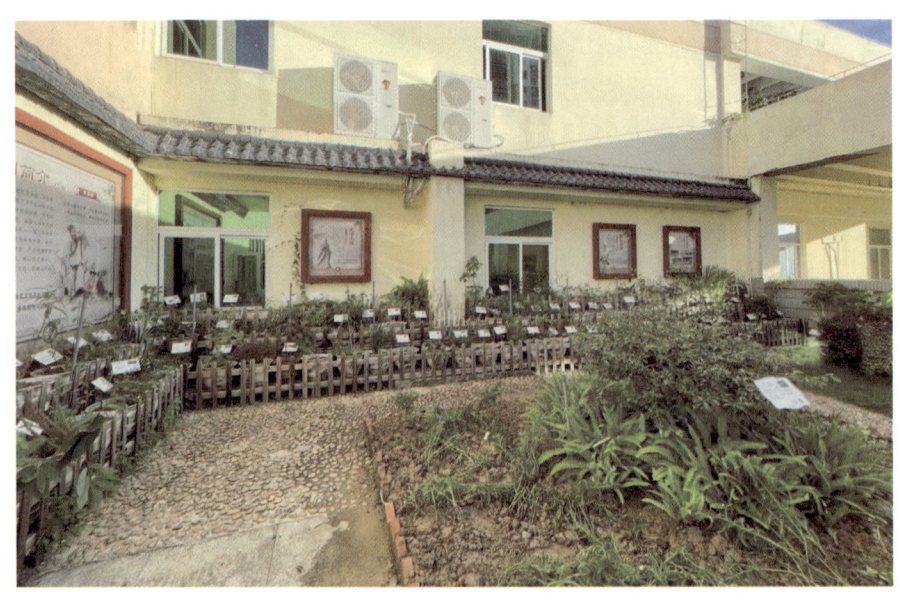

■厦门海沧石塘卫生院百草园

思考与实践

从神农尝百草的故事中,你受到哪些启发?神农有哪些精神值得学习?

第二课　黄帝与《黄帝内经》

黄帝和炎帝一样是中华始祖。据说黄帝生来就表现出异于常人的聪明，小时候口齿伶俐，出口成章，悟性极高；少年时虚心向各方高人求教，善于从不同的事物中发现背后共同的规律；长大之后，既敦厚又勤勉；到了成年的时候，登上天子之位，充分施展他的才干，为造福百姓做了很多好事。

黄帝打败了蚩尤，战胜了炎帝，统一了华夏。他发誓要让百姓过上安居乐业的生活。他听老人说过，很久以前，人们活到100岁都还身体硬朗、腿脚利索，可为什么现在很多人才50岁就已经老态龙钟？这样羸弱的民族怎么能一代代繁衍下去，国家又怎么能富强安定？黄帝知道，要实现富国安邦，首先要人民身体健康。于是，他求贤若渴，广罗天下名医名士并尊为座上宾，经常虚心请教，一起探讨关于生命的问题。

黄帝发现，个体的长生，与国家的长治久安，在道理上是相通的；个人的身体环境和宇宙的自然环境也是一致的。黄帝虚心向国师岐伯及其他贤臣求教，仰观天文，俯察地理，进而推知人事；或由近及远，从个人身体生长规律，领悟到定国安邦之道和浩瀚宇宙的运行法则。他的思想游弋于极大与极小、极广与极细之间，大而无外，小而无内，趣味无穷，充满智慧。后人把从黄帝开始的一代一代流传下来的有关生命真谛的思想汇集起来，编成了一部奇书——《黄帝内经》，这是历史上第一部中医理论经典，被公认为中医学的奠基之作。《黄帝内经》的伟大、神奇之处，首先在于它不只是一部狭义的医书，它是包括"医世、医人、医国、医社会"的广义的医书；其次，它是一部养生宝典，讲到了怎样治病，但更重要的是讲怎样不得病，怎样治未病；其三，它是一部围绕生命问题展开的百科全书，涉及医学、天文学、地理学、心理学、社会学，还有哲学、历史等，包罗万象、博大精深。

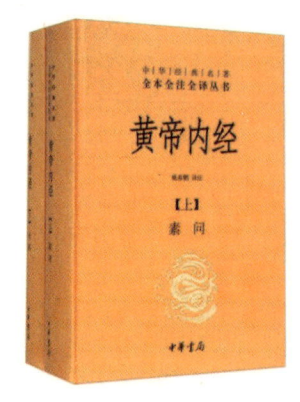

■《黄帝内经》

《黄帝内经》中记录最多的是黄帝与岐伯的对话，采用黄帝问、岐伯答的方式。后来，人们就把中医称为"岐黄之术"。据说岐伯通晓天文地理，熟知山川水土，遍尝百草，医术十分了得，被黄帝尊为天师。在《黄帝内经》的开篇，黄帝就问岐伯一个困扰自己很久的问题："为什么现在的人不如以前的人长寿？是自然和社会变了，还是人们错误的生活方式害了自己？"岐伯回答："古时候的人懂得顺应天地自然规律，在饮食、起居、劳作方面都能有所节制，所以他们能活到100岁的天命。现在的人往往为图一时之快，追求各种欲望，不懂得适可而止，违背了自然规律和身体规律，所以50岁就衰老了。"

《黄帝内经》阐述的道理对我们现今社会仍具有指导意义。疾病可能是长期的不良习惯慢慢累积下来的结果，预防重于治疗。《黄帝内经》提出"治未病"的理念:"是故圣人不治已病治未病,不治已乱治未乱,此之谓也。夫病已成而后药之,乱已成而后治之,譬犹渴而穿井,斗而铸锥,不亦晚乎?"高明的医生不是治病而是让人不生病,贤明的君王不是治乱而是让社会不出乱子。养生与治国一样,如果疾病发生了才去治疗,就好像口渴了才去挖井,兵临城下战争打响才去铸造兵器,岂不是太晚了?所以,人未病时要重视养生,预防疾病的产生;国家平常就要管理有序,防止动乱的发生。"上工救其萌芽,下工救其已成",好的医生善于治未病,在疾病还没成形时就能发现端倪,及时采取措施防范;普通的医生等到病已成形才懂得去治疗,但这时事倍功半。

如何做到治未病?《黄帝内经》认为,"虚邪贼风,避之有时,恬淡虚无,真气从之,精神内守,病安从来",简单地说,就是要外避虚邪,内养神气。养生之道,养神先行;养神之要在养德。它提出了人人均可实践的养生方法,如,要顺应自然,天人合一。一日有晨午昏晚,一年有春夏秋冬,要遵从天地的规律,顺应昼夜及季节的更替、阴阳消长的变化而养生,春夏养阳,秋冬养阴,起居饮食要有规律和节制,体现春生夏长秋收冬藏的特点。要调理好精神情志,人在不同情况下会有不同情绪,如高兴、愤怒、忧愁、思虑、悲伤、恐惧、惊吓等,但是不管出现哪种情绪,都要注意不要过度,否则会伤害身体。例如,太生气伤肝,过度忧愁伤肺,思虑过重伤脾,狂喜伤心,过于惊恐伤肾,等等。所以,保持心态平和、心情舒畅非常重要。这些养生思想对后世医家治未病具有重要的指导意义。

《黄帝内经》分为《素问》和《灵枢》两部分,各81篇,合计162篇。全书字字珠玑,句句经典,可谓华夏瑰宝,因而千古流传。后世无数中医名家,无不在《黄帝内经》的基础上,发展创新并独树一帜。这是一本充满智慧的书,也是闽南青草药的最高理论指导,值得每一个热爱生命的人把它放在案头随时翻阅细品。

推荐一味青草药:凉粉草(仙草)

仙草冻,在闽南可谓无人不知、无人不晓。滑滑嫩嫩的仙草冻清新爽口。这种美味来源于一种闽南常见的植物——凉粉草。凉粉草长得像薄荷,也是方茎、对生叶,为唇形科一年生草本植物,但不像薄荷有香味。

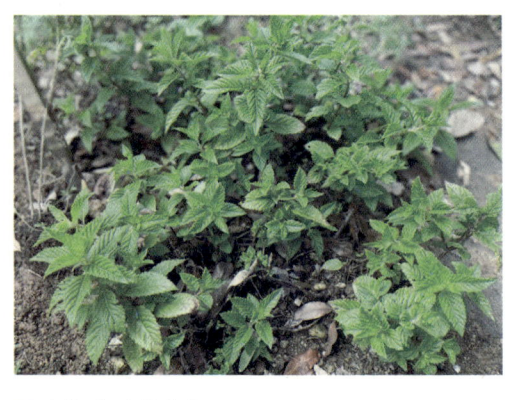
■凉粉草(仙草)

凉粉草味甘、淡,性凉,有清热利湿、凉血解暑的功效,用它做成的仙草冻有很好的消暑解渴作用。其主要做法是用晒干后的凉粉草加水煎煮,慢慢熬烂后,过滤出渣,再用手搓,把草胶搓出来,再过滤,反复两三次,然后再加稀淀粉继续煮,加入淀粉后需不停地搅拌,煮到一定程度,锅里的汤汁已比较黏稠,便可倒到盆里,冷却后凝结成块即成仙草冻,也叫黑凉粉。仙草冻吃法多样,一年四季都可食用,如加入黑珍珠、红豆、绿豆、白糖等就是烧仙草;大街小巷售卖的四果汤,里面也少不了仙草冻;人们熟知的王老吉、加多宝、仙草蜜等系列产品,都含有凉粉草。

需要注意的是,仙草冻虽美味,但偏凉,脾胃虚弱或体质偏寒的人不宜多吃。

养生俗语:"人比人,气死人。"

每个人的先天和后天条件都有所不同,人生的路上机遇也有所不同,生活水平自然千差万别。如果非要去和别人比,而且只比"上",那当然会心情郁闷。所以人应当学会随遇而安,知足常乐。天生我材必有用,每个人找到自己的专长,不断耕耘,自然会有收获。如果心中充满羡慕嫉妒恨,不仅于事无补,并且对身体有害。

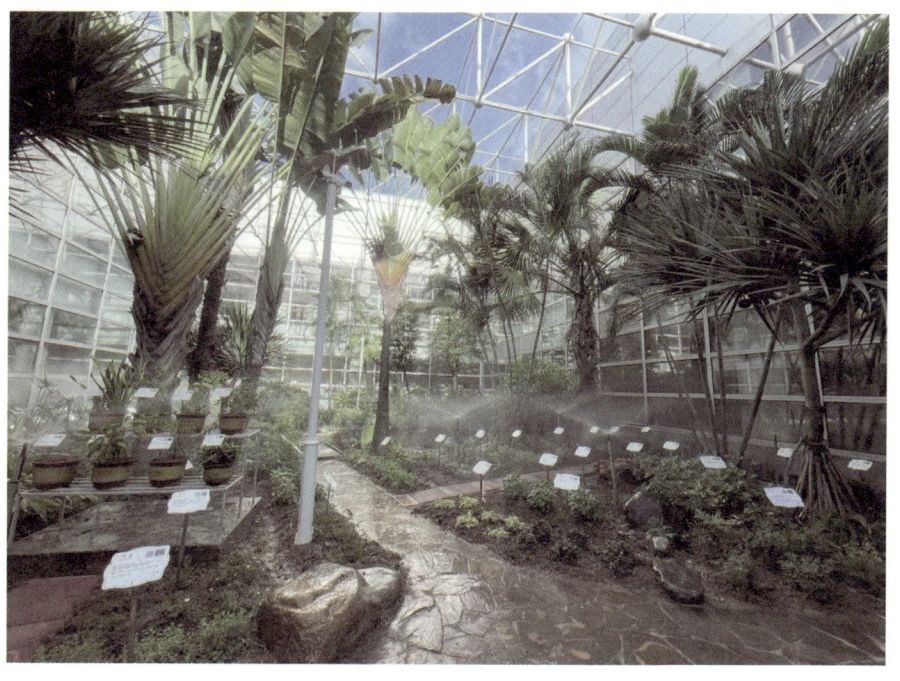

■厦门市文化馆的菁悠园

思考与实践　　治未病要从日常的习惯养起,每个人都需反求诸己,问问我们在生活、学习中有哪些不良的习惯需要改正。(包括饮食、起居、情绪、学习、卫生习惯、体育锻炼等)

第三课　药食同源话伊尹

民间有"药补不如食补""最好的药房在厨房"的说法，说的就是药食同源，它已在我国流传数千年。早在商代，有这样一位传奇人物，他是奴隶出身，却以出神入化的厨艺实现人生逆袭，当上巫医、宰相、帝师。他在政治上是商朝开国第一功臣、五朝元老，在中医上为后世开创"药食同源"先河，发明中医汤药，实现医国、医人。他就是伊尹，被称作"商元圣""厨神""汤液圣"。

伊尹，商朝人，他身世凄惨，是名弃婴，被有莘国的一个厨子收养。虽出身非常卑微，但伊尹没有认命，他勤奋好学，喜欢研究三皇五帝和尧舜禹等英明君王的施政之道。他从小就跟养父学会了精湛的厨艺，烧得一手好菜，深受奴隶主的喜爱。他善于思考，从做菜中悟出很多大道理，认为天下事都和做菜一样——"治大国若烹小鲜"。

一个厨子能有这么高的领悟力，对世事看得如此通透，世人都非常诧异。伊尹成了远近闻名的贤士。求贤若渴的商汤王为了得到伊尹，娶了有莘王的女儿为妃，让伊尹以陪嫁奴隶的身份来到自己身边。

于是，伊尹利用每天侍奉汤王进餐的机会，为汤王分析天下大势和治国之道。他擅长用烹饪讲道理，认为烹饪与治国、治病有异曲同工之妙。他说："做菜讲究辛、甘、酸、苦、咸五味调和才好，五味先放后放、放多放少，都有一定分寸，既不能太过，也不能不够。烹饪的用火要适度，掌握火候是关键。时而用猛火，时而用微火，以火灭腥去臊除膻，但火候要适中。烹饪的全过程集中于鼎中的变化，精妙细微，语言难以表达，像射箭、驾驭一样微妙，和阴阳变化一样复杂，跟四时交替一样有规律，应悉心去领悟。经过精心烹调而成的美味佳品，应该达到这样的水平：久煮而不焦，熟而不烂，甘而不过分甜，酸而不过分哑舌，咸而不减鲜味，辛而不浓烈，清淡而不过薄，肥而不腻。这样加工过的食物既好吃又容易被人体吸收。治国就如做菜，既不能操之过急，也不能松弛懈怠，只有弄清主次先后顺序，掌握好分寸，才能够政通人和、长治久安。"商汤听得心服口服，认为伊尹有治国安邦的宏伟大略，便委以重任，任命他为右相。

在伊尹的帮助下，商的国力更加强大，最终灭掉了摇摇欲坠的夏王朝，建立了商朝。

伊尹的"五味调和说"和"火候论"被历代烹饪界所尊崇，他因而被尊奉为中国的"厨圣""厨神"。而伊尹认为治国、治病的道理与烹饪是一样的。以前，人们服用的药物大都是把单味药物嚼碎后吞服，这种方法不方便，药效不能充分发挥。伊尹利用五味入五脏的原理，将烹饪技术与养生结合，创造食疗方，撰写了《汤液经法》（即《汤液经》）。服用的汤剂，不再是生硬粗糙的原始药材，而是溶解于水的精华物质，能很快地被肠胃吸收，发挥药效。伊尹开创了"药食同源"先河，改变了历代中药服用方法，极大地提高了药物疗效。汤剂不仅具有口味好、吸收快、起效速、可随症加减、灵活方便等好处，而且多味药物合理配合使用，可以达到"君臣佐使"联合作战加强药效的作用，至今仍是中医药中应用最广泛的剂型。伊尹创制汤液，把旧有的单味药治病发展到方剂治病，是伊尹对中医学的极大贡献。《汤液经法》是方剂鼻祖，标志着方剂的诞生，为中医方药理论的形成和发展奠定了基础。

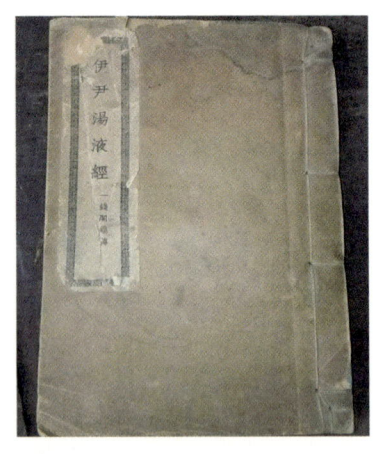
■《伊尹汤液经》

伊尹和商汤的谈话中，曾讲过"和之美者，阳补之姜，招摇之桂"的话。姜、桂是厨房常见的调味品，也是发汗解表的常用药。被誉为经方之首的桂枝汤，配方中的桂枝、芍药、生姜、大枣、甘草，均为厨房常见食材，喝完微微出汗，营卫调和，可以提升体质，预防和治疗感冒。可以说，桂枝汤本质上是一种饮食方法。难怪后人说张仲景的《伤寒杂病论》中，很多方剂其实就是来源于伊尹。

好的中医，也是好的食疗专家，因为药食同理。掌握药食同源的理论，即掌握养生的主动权。

后世将伊尹与黄帝、神农并称为"三圣人"，认为"原百病之起愈，本乎黄帝，辨百药之味性，本乎神农，汤液则本乎伊尹"。伊尹对于中医药学的发展起到至关重要的作用。

推荐一味青草药：五指毛桃（五指牛奶）

南方的夏天，在高温和高湿双重夹击下，人经常觉得昏昏沉沉，浑身黏黏糊糊的，吃东西没胃口，总是很疲倦，提不起劲。从中医角度讲，这种情况就是湿气重、脾虚、气虚。该如何应对？有没有既能祛湿、健脾，又能补气的食物呢？那便是五指毛桃。五指毛桃不但有很好的健脾化湿、行气化痰、舒筋活络的作用，而且有一股椰奶的清香，非常美味。在湿热的南方，它是家庭必备的药食同源之良品。

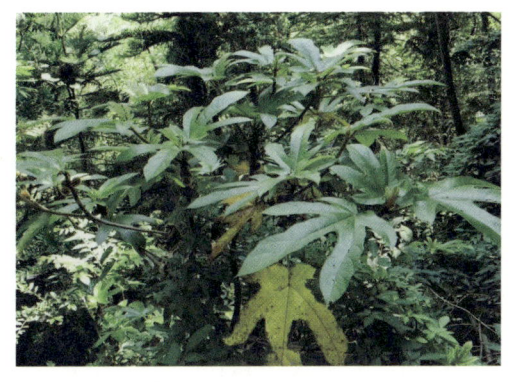
■五指毛桃（五指牛奶）

　　五指毛桃跟桃子没有一点关系，它是桑科榕属植物，因叶子像人的手掌，果实成熟时像毛桃而得名。它的掌状叶有整片不裂的，也有三裂、五裂、七裂甚至九裂的，用它的根来入药，味甘，性微温。喜爱煲汤的广东人更是把它称为"广东人参"。岭南国医大师邓铁涛擅用补中益气汤加大剂量的五指毛桃治疗重症肌无力，颇有效验。五指毛桃具有很好的益气作用，它的作用跟黄芪（北芪）相似，所以又称"南芪"。有些人服用黄芪容易上火，而吃五指毛桃则不会。五指毛桃益气不伤阴，补而不燥，比黄芪平和，还多了清除湿气的作用，因此特别适合虚不受补、多湿多虚体质的人群。民间常用五指毛桃炖猪骨，味道清香，老少咸宜，具有提升体质、调理体虚乏力诸症之功效。

养生俗语："吃饭皇帝大。"

　　民以食为天，吃饭大于天。吃饭时要专心，细嚼慢咽，享受吃饭的过程，不能一边吃饭一边做其他事，或囫囵吞枣、狼吞虎咽；吃饭时要怀着愉快、感恩的心，切不可带着不良情绪，如此才能更好地吸收食物营养，化生气血，滋养五脏六腑。如果吃饭时烦躁不安，吵闹打骂，容易导致肝气郁结，克脾伐胃。

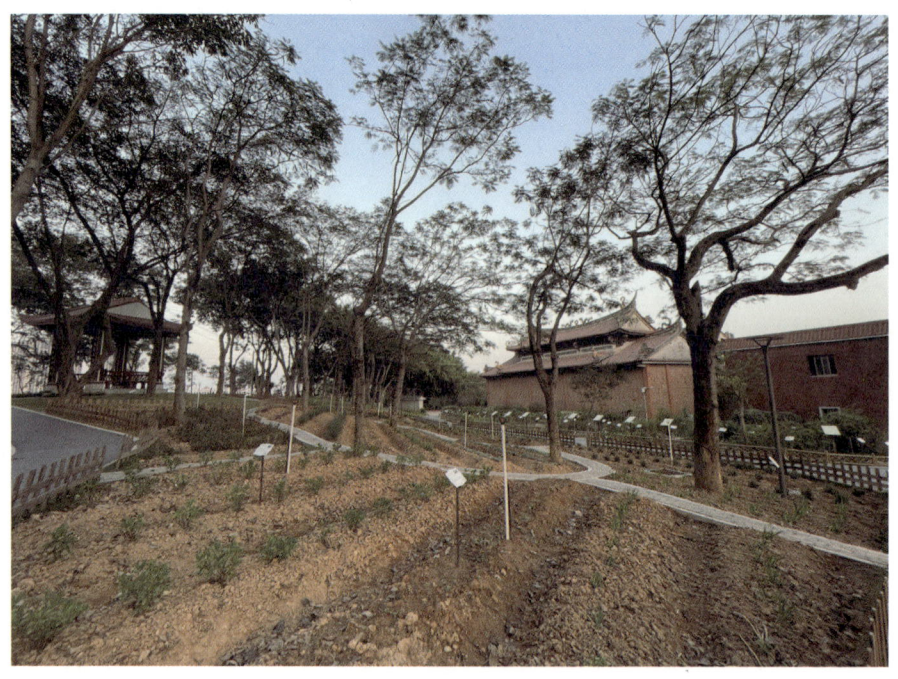

■ 慈济北宫的闽台青草药园

思考与实践

1. 能不能选择你喜欢的一道美食，分析其所用食材的搭配（颜色、寒温、味道等）？
2. 你知道有哪些药食同源的菜品？

第四课 "四诊合参"扁鹊始

现代医院有很多先进的设备可以检测到人体的毛病，比如化验、X光、CT、内窥镜等，但是你们相信吗？高明的中医用眼睛看、耳朵听、鼻子闻、嘴巴问、手触摸，就可以检测到人体的毛病所在，这就是中医的望闻问切，也称"四诊合参"，最早由扁鹊提出。

扁鹊是春秋战国时期的一位名医，他医术高明，妙手回春，被人们称作"神医"。有一次，扁鹊到齐国见到蔡桓公，他一眼就发现蔡桓公气色不对，于是直言提醒："大王，您生病了，还好病只在皮肤表层，容易解决，但如果不及时治疗的话，病情将会加重。"

蔡桓公觉得自己好好的，不相信扁鹊的话，以为扁鹊要靠治没病的人来显示自己的医术，便随口说道："我没病。"

过了十天，扁鹊又见到蔡桓公，发现蔡桓公的病气更重了，于是真诚地说："大王，您的病已到了肌肉里面，再不治疗，病情还会发展。"蔡桓公听了心里很不高兴，还是说："我没病。"

又过了十天，扁鹊再见到蔡桓公，发现他病情严重不能再拖下去，于是严肃地对蔡桓公说："大王，您的病已经深入到肠胃了，再不治疗后果会很严重。"可是，蔡桓公仍觉得扁鹊在骗他，没有理会。

十天后，扁鹊再见到蔡桓公，这次他什么也不说，转身就走。蔡桓公觉得奇怪，就派身边的人去问。扁鹊说："之前蔡桓公的病还比较轻，尚能治好，可现在病已到了骨髓，没法治了，所以我只能赶紧跑开。"五天后，蔡桓公全身疼痛，才意识到自己真的生病了，但已经太晚了，没有医生能治好他的病，他很快就去世了。

所以，疾病都是由浅入深，由轻到重的，如果在一开始的萌芽状态没有采取措施控制病情，结果就可能不可收拾。而厉害的医生用眼睛就可以辨认疾病，这就是所谓"望而知之谓之神"。当然，要达到这一境界，需要医者长期甚至一生的不懈努力，需要高度的智慧和丰富的经验。

有一次，扁鹊途经虢国，刚好碰到虢国上下为太子办丧事，原来太子暴毙不到半日。扁鹊详细询问了一些情况，凭借医生的敏锐，他断定太子只是患上"尸厥"症，并不是真的死去。于是，他带领弟子到现场诊疗，经过认真诊察，扁鹊胸有成竹、熟练地在太子的头顶用针刺。一会儿，奇迹出现了，太子慢慢地睁开了眼睛。然后扁鹊指导弟子煎药，在太子两胁热敷。这样过了不久，太子居然就可以坐起来。最后，扁鹊又开了药方，交代太子每天煎煮内服，慢慢调理。二十天后，太子完全康复如故。

从此，天下人都盛传扁鹊能起死回生，其医名不胫而走，很多人都慕名前来拜访。而扁鹊没有沾沾自喜，反而谦虚地说，自己只是认真地施行望闻问切，发现太子本来就没死，所以给予恰当的针刺、外敷及内服汤药，让他恢复起来。"望"是望神色、观体形，"闻"是闻气味、听音声，"问"是问症状和病史，"切"是按脉、触诊。"四诊"是获取病情资料的四种途径和方法，"合参"是将不同角度获取的信息进行相互参照、印证、补充，达到综合判断、正确辨证施治的目的。四诊合参由扁鹊提出后成为后世中医诊断的基本原则之一。

扁鹊一生行医，处处为患者着想，不仅掌握了多种医疗技能，包括针、灸、热敷等外治法和汤药方剂内服法等，还通晓临证各科的治疗，对内科、外科、妇科、儿科疾病均能手到病除，救人无数，赢得后世的景仰与怀念。

当时扁鹊有三兄弟，都是医生，而扁鹊的名声最响。有次魏王问他："你们兄弟三人到底哪一位的医术最高明？"扁鹊不假思索地说："大哥最厉害，其次是二哥，我最差。"魏王很奇怪，问："那为什么你最出名？"扁鹊答："大哥治病，是在疾病发作之前，一般人不知道他是在为人铲除病源，防患于未然，所以他医术虽高，名气却不易传开；二哥治病，是在疾病处于萌芽状态，人家以为他只会治些小病，所以他的名气只局限在本乡里；而我治病，是在疾病严重之时，人家都以为我医术高明，所以名声响遍全国。但实在地说，我的医术比不上我的两位哥哥。"扁鹊认为能够及早消除身体的隐患，这才是"上医"。这正是《黄帝内经》所说的"圣人不治已病治未病"。

推荐一味青草药：蔓性千斤拔（一条根）

蔓性千斤拔，这名字听着就觉得挺霸气。它根系发达，一条主根深深地往地下长，又直又长，似乎需要有千斤之力才能将其拔起，所以人们形象地称它为"千斤拔"。有人放牛的时候，喜欢把牛拴在千斤拔上，牛便固定在该区域，不会跑远，很安全。它是豆科植物，叶子有三片，为小指状，两面都长有丝毛，整片叶子有点像鸡爪，因此它又有"黄土鸡""金鸡落地"的别称。常见于荒坡草丛等较为干旱的地方。

蔓性千斤拔以根入药，味甘，微温，性平，有舒筋活血、祛风湿、强筋骨的功效，是妇科中成药千金片的主要原料，也是多种跌打药、保健抗疲劳中成药的重要成分，如正骨水、云香祛风止痛酊、壮腰健身丸等。正所谓"家中备有千斤拔，腰酸腿疼不需怕"。上了年纪的人经常身体酸痛，不堪其苦。千斤拔是老人腰酸腿痛的救星，在民间很受欢迎。秋冬时节挖根，洗净切片晒干，平常用来煲汤。民间常用千斤拔炖牛脚筋食用，可通经活络，治疗手脚麻木。千斤拔还可做成药膏外用，治疗跌打肿痛。

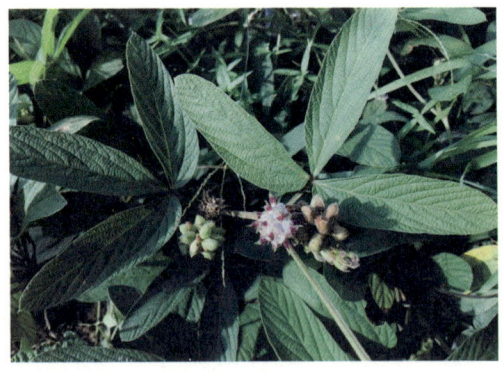

■蔓性千斤拔（一条根）

值得一提的是，俗称"一条根"的植物有很多种，并不都指千斤拔。

养生俗语："趁钱有数，性命着顾"

扁鹊提出的"六不治"中有一条是"轻身重财"，即为了赚钱，不顾自己的健康，即使神医也难医治这种"病"。所以大家一定要注意照顾好自己的身体，凡事量力而行，不能不顾身家性命去追求钱财等身外之物。不少人赚得万贯家财，却因为劳累过度而耗空气血，导致身患各种慢性疾病，甚至有人因此猝死，令人唏嘘不已。

思考与实践

扁鹊见蔡桓公的故事告诉我们什么道理？

第五课　外科鼻祖华佗

有人认为外科手术是现代西医的专利，其实不然，中国早在1800年前的汉代就有了全身麻醉的外科手术。今天要讲一个如雷贯耳的名字——华佗，他就是中医界的外科鼻祖。

华佗（约145—208）出生在东汉末年的一个普通士族家庭。他自幼刻苦读书，看到当时人民苦难深重，立志以医济世。华佗精研历代医学典籍，熟读《神农本草经》《黄帝内经》《难经》等，学习前人的宝贵经验和高尚医德，并在实践中不断钻研。他深入民间，游学于很多地方，一路行医一路学习，虚心吸纳各地民间治疗经验。他力求用简单的办法，用当地当季普通的药材为百姓治病，因而广受民间百姓的爱戴。

华佗心系民间疾苦，勤于学习，擅于思考和总结，在不少药材的临床应用上发前人之所未发。茵陈是一种很常见的青草药，可以治疗黄疸病，但华佗在实践中发现它药效极不稳定，有的时候很有效，有的时候却无效。华佗很纳闷，问题到底出在哪里？他沉下心来，花了三年时间对茵陈的药效作了反复试验，终于发现，不同季节采摘的茵陈药效截然不同,只有用春三月的茵陈蒿嫩叶治病才有好的疗效。从此民间流传一首歌谣:"三月茵陈四月蒿,五月六月当柴烧。"

相传,有一年华佗在江南采药的时候,无意中发现一只水獭因吞食了一条毒鱼,难受得在地上打滚,后来,水獭沿着河滩艰难地爬,爬到一片紫色的草面前就吃起草来,过了一会儿竟然没事了。华佗心想,那种紫色草的叶可能可以解鱼毒。

采完药后,华佗去附近的一家客栈住宿,正好遇到一群年轻人在比赛吃螃蟹,蟹壳堆满了桌子。下半夜,吃螃蟹的几个年轻人大喊肚子痛。情急之下,华佗想起白天见到的那种紫色草,他认为那草既然能解鱼毒,应该也能解蟹毒,于是带人去采摘回来煎汤给几个年轻人服下。年轻人喝完,肚子果然不痛了,真的是覆杯而愈!

这种草药,就是常见的紫苏,有解鱼、虾、蟹毒的功能,现在已广泛地运用在海鲜烹饪上,对爱吃海鲜河鲜的人们来说,它是家庭必备的调味品和良药。

经过数十年的医疗实践,华佗的医术已达到炉火纯青的地步。他在青草药的应用过程中,发现有一类青草药可以让人产生麻醉作用。经过反复研制,他成功配制出"麻沸散"。病人服后,就如醉死一样毫无知觉,这样他就可以为病人施行外科手术。传说,有个患者腹痛得厉害,仅十余日,眉毛和脑袋两侧的头发都掉光了。华佗诊断患者的脾脏已坏死一半,必须赶紧切除坏死部分,否则患者将有生命危险。于是华佗给患者服用了适量的麻沸散,然后顺利地剖开腹部,割掉坏死部分,再缝合,敷以膏药。手术成功完成后,再用汤药调理,百日后患者便痊愈了。

华佗所使用的"麻沸散"是世界上最早的麻醉剂。他开创了全身麻醉手术的先例,在世界医学史上处于领先地位。欧美全身麻醉外科手术的记录始于18世纪初,比华佗晚1600余年。可惜"麻沸散"的配方没有流传下来。

华佗熟练地掌握了方药、针灸等治疗手段,尤其擅长外科手术,因此被后世尊称为"外科圣手""外科鼻祖"。后世经常以"华佗再世"称赞医家医术高明、妙手回春。

华佗在研究如何治病的同时,对如何治未病、如何让百姓学会养生也有非常深入的研究,并取得了卓著的成就。他发现适当的运动可以使人气血通畅、心情愉悦。当时导引、吐纳等养生功法主要掌握在少数方士、道家、隐逸修行者手上,对普通百姓来说遥不可及。华佗立志改变这种状况,要研发一套简单易学又行之有效的锻炼方法。根据《黄帝内经》的养生理论,经过多年的潜心研究,吸收道家各种导引功法的精华,结合自己医学实践经验和自然观察,华佗创编了一套模仿虎、鹿、熊、猿、鸟等五种动物姿态的健身操——五禽戏。五禽戏又称五禽操、五禽气功、百步汗戏等,是中国最早的具有完整功法的健身体操,开创了医疗体育的先例。

虎、鹿、熊、猿、鸟五种动物的生活习性不同,活动方式各异,分属金、木、水、火、土五行,模仿它们可以锻炼人的五脏六腑。例如,虎勇猛豪迈,练习虎戏能锻炼脊柱及四肢关节,疏通肾与膀胱,有固肾壮骨作用;鹿舒展昂扬,练习鹿戏能伸展筋肉,按摩肝胆,有疏肝强筋的作用;熊沉稳厚重,练习熊戏能按摩肠胃,有健脾和胃的作用;猿

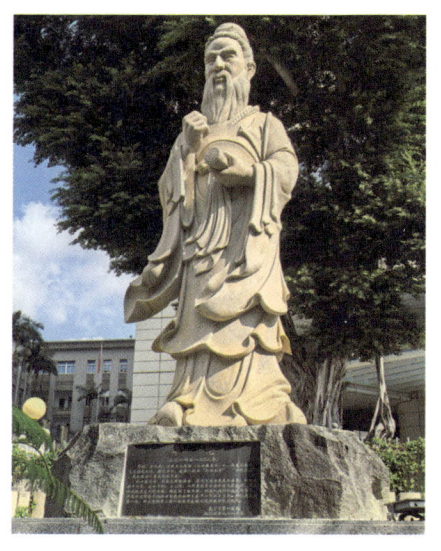

■厦门大学附属第一医院的华佗雕像

机警多变，练习猿戏能锻炼心神更灵敏，有养心健脑的作用；鸟轻翔高飞，练习鸟戏运动胸、臂，按摩肺脏，有补肺固表的作用。模仿这些姿态，可达到锻炼筋骨、畅通气血、祛病防疾、益寿延年的作用。华佗的学生吴普坚持练习五禽戏，90多岁时仍耳聪目明、牙齿坚固。

五禽戏集精神修摄、肢体运动和呼吸调整于一体，动作优美，简便易学，深受人们喜爱，在华佗及其学生的极力推广下，代代相传，为百姓强身健体、预防疾病发挥重要的作用。后世流传的太极拳、八段锦、易筋经、内养功等，溯其源流，无不与华佗五禽戏有着直接的渊源关系。

2011年，华佗五禽戏被列入第三批国家级非物质文化遗产名录。

推荐一味青草药：刺苋（刺苋头）

刺苋，顾名思义，它是一种长刺的苋科植物，也叫野苋菜，是一年生草本植物。它的刺长在叶柄基部，花的苞片也是尖锐的直刺，叶子和茎都有黏汁，茎偏红。这是一种让人又爱又恨的植物。它生长迅速，大量

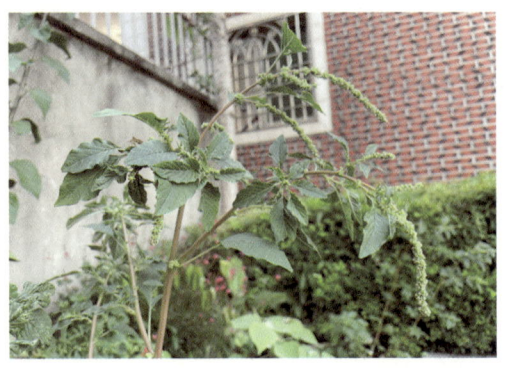

■刺苋（刺苋头）

消耗水肥，难以清除，刺还经常刮伤、扎伤人畜，成了农民的心头之患。但是如果懂得用的话，刺苋就是一个宝，它可以当野菜吃，还有很高的药用价值。

刺苋味甘、淡，性凉，有清热利湿、解毒消肿、凉血止血的功效。因其主要药用部位为根部，闽南民间常称其为"刺苋头"。有些

老人对刺苋情有独钟，每到夏季都会采挖它的根部煲汤喝，如刺苋头鲫鱼汤、刺苋头猪骨汤、刺苋头瘦肉汤等，不仅能驱除体内的湿气，还能预防中暑，为夏季解暑食疗良方。而用刺苋的根茎炖大肠，是闽南民间常用的偏方，此汤清甜美味，可用于调理痔疮出血、便血、肠炎、拉肚子等，特别是对湿热型痔疮有较好的疗效。还可把刺苋捣烂外敷治疗湿疹、痈肿疔毒等。草药歌诀所说的，"有浆能拔毒，有刺能消肿"，在刺苋上得到了很好的体现。

养生俗语："脚手多振动，吃香困香规日弄。"

闽南先人教诲的"脚手多振动，吃香困香规日弄"与"流水不腐，户枢不蠹"有异曲同工之妙。多运动才会胃口好、吃得香、睡眠好、身体棒，这对缺乏体力劳动的现代人来说尤为重要。很多人由于长时间伏案学习、工作，持续使用电子设备，久视电子屏幕，造成气血不畅、经络不通，久而久之，脾胃变弱，睡眠变差，大多处于亚健康状态。所以，要记得经常伸伸手、弯弯腰、踢踢腿，让身体和四肢活动起来，保持好的身体状态，吃好、睡好，才能更高效地学习工作。

思考与实践

你知道五禽戏吗？上网搜索，跟着网上的教程学习，认真感受是否有虎、鹿、熊、猿、鸟五种动物的影子，感受力量、舒展、稳健与灵活，以及练习后是否筋骨舒畅。

第六课　经方之祖张仲景

中医不但可以治病，还能断案，你相信吗？传说，东汉时期的长沙，有一天，一家客栈门口围着许多人，大家七嘴八舌，吵吵嚷嚷。原来，头天晚上有个住店客人随身携带的银两被偷了，客人正抓着店主让赔呢。店主报官吧，又怕事情闹大影响生意；自己赔钱吧，数目又不小，怎么办呢？正急得团团转时，时任长沙太守的张仲景（150—215）正好经过此处。他上前了解情况后，断定小偷还在店内，于是叫店主将所有人召集齐后，对他们说："偷银子的人是一时被鬼迷了心窍，谁偷的自己说出来！"可是没有人承认。张仲景接着说："既然这样，我只好来捉鬼了。"然后，他依次给他们号脉。当摸到一个脉象较乱的人时，张仲景心中已有数，因为干坏事的人表面上镇定，实际上心里很虚很慌的。他大喝道："还不老实交代！"那人一听，慌忙跪下承认。一桩盗窃案就这样被张仲景用摸脉的办法给破了。

张仲景能如此巧妙断案，令人拍案叫绝。而作为医者，他治病更是有许多奇思妙想。比如，有一妇女得一种怪病，一会儿哭，一会儿笑,一会儿清醒,一会儿糊涂。家属以为是鬼神附体,请巫婆来驱鬼,但病人不见好转,病情还越来越严重。张仲景把脉后,胸有成竹地给她扎了几个穴位,开了个只有三味药的小方子:甘草、小麦、大枣。煎煮服药后,病人很快就痊愈了,众人无不叹服。有一个老人,大便干结,久排不出,身体十分虚弱。张仲景仔细做了检查,确认是高热引起的便秘症。但是这个病人身体很虚弱,如果服用泻药,他肯定经受不住;不用泻药,大便又不通。怎么办呢?张仲景突发奇想,让家属取来一些蜂蜜,在锅内熬煎浓缩后取出,捻成细细的长条,待蜂蜜条变凉变硬后,慢慢地塞进病人的肛门。蜂蜜条进入肠道后,很快溶化,干结的大便被软化,一会儿就排了出来,老人的病情立刻有了好转。这就是我国医学史上最早的"蜜煎导法",也是现在肛门栓剂的雏形。

  看起来简简单单的治法,却能轻而易举地解决病人的大难题,这可是张仲景多年拜师学艺、勤修苦练的结果。196年(建安元年)以后,大规模的伤寒病开始在全国各地蔓延流行,不到10年时间,仅张仲景自己家族,200多口人就病死了130多口。他悲痛欲绝,又无能为力。从此,张仲景勤求古训,博采众长,经过多年的勤修苦练,终于医术大成,妙手回春。

  张仲景不但医术高明,还无私地把收集到的各家治疗经验以及自己新创的许多有效方剂,向全社会公开,使许多医生和患者受益。声誉鹊起的他不满足于此,面对纷繁复杂的病症与方子,如何让医者透过现象找到本质规律?他潜心研究,行医、游历各地,在多年救治病人的实践中不停地思考,终于总结出一套治病的理论,写成了《伤寒杂病论》。书中提出,应以整体观念为指导,调整阴阳,扶正祛邪;提出相应治法治则,并创立了一系列卓有成效的方剂,共收方剂269个。这些方剂用药精准、配伍巧妙,总的用药就200

味左右，大都是常见的药材甚至是食材。很多处方十分简单，治法巧妙，效果出奇地好。掌握了张仲景所创立的辨证论治方法，书中所列的简单的方子就可以灵活加减，化裁出无数方子，以应对层出不穷的不同病症。这是一部不朽的著作，是一把治病的万能钥匙，可使医者在千变万化的症状面前有法可依，持一驭万。掌握正确的方法，可以救治各种常见病和疑难杂病。即使在今天，面对未知的病毒，也仍能依据该书正确辨证，找到医治瘟疫的有效方子。新冠疫情期间，国家中医药管理局推荐使用的清肺排毒汤，便是由《伤寒论》的几个经典方组合加减化裁而来，是对付新冠病毒的特效药，挽救了无数人的健康与生命。

《伤寒杂病论》还体现了《黄帝内经》的治未病思想，及早治疗、防传变、防治结合、防寓于治的预防医学思想，即预防为主、防治结合。首先，他提出："若五脏元真通畅，人即安和""若人能养慎，不令邪风干忤经络""不遗形体有衰，病则无由入其腠理"，说明预防疾病的发生，关键在于强身健体，内养正气，外慎风寒。其次，他强调有病早治，如果一时不慎感受外邪，必须在刚出现症状、病情还在萌芽状态时，就用导引、吐纳、针灸、膏摩等方法及早治疗，防病邪深入。其三，他提出即病防变，比如肝病发展下去会

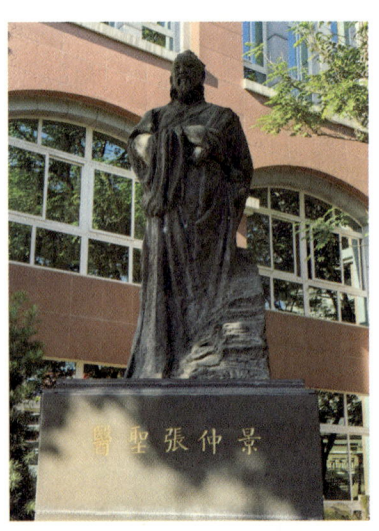
■厦门市中医院的张仲景雕像

影响到脾。所以，他预见性地采取治肝补脾的措施，防治传变。就像着火了，一方面要灭火，另一方面要加强火灾附近地区的防火，以防火势蔓延过来。其四，他重视防止愈后复发，认为大病初愈，

正气未复,如调养不慎,容易复发。要在饮食、劳作等方面加以注意。

《伤寒杂病论》被奉为"方书之祖",一直为后世医家所尊崇,对世界尤其是亚洲国家有着深远的影响,成为后世中医必读和研究的医学典籍,张仲景因此被称为"医圣",他是中国医学史上的一座光辉灯塔。

推荐一味青草药:败酱草(苦菜)

败酱草,是农村常见的一种野草,味道独特,晒干之后有一股臭脚丫味,相信闻过它的人一定对它印象深刻。这么臭气熏天的植物,却是一味非常有用的药材。

败酱草以带根全草入药,一般夏季采摘晒干备用,味辛、苦,性凉,也叫苦菜,有清热解毒、消痈排脓、活血行瘀的作用。它是一种非常古老的野菜,《周书》记载:"小满之日苦菜秀。"《诗经》写道:"采苦采苦,首阳之下。"《神农本草经》中也

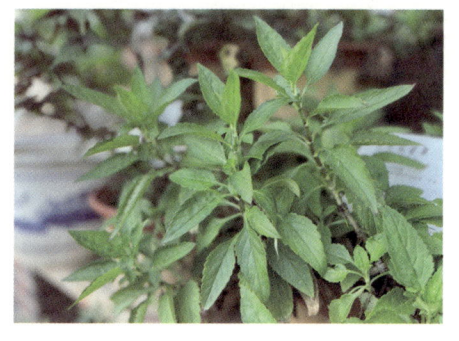

■败酱草(苦菜)

收录有该药。在张仲景的《金匮要略》中,有薏苡附子败酱散治肠痈的经方。医家发现,败酱草对于肠痈、肺痈及疮痈肿毒、实热瘀滞所致的胸腹疼痛、产后瘀滞腹痛等症,有着非常好的效果,处方中经常用到它。

败酱草闻起来臭,吃起来却味道鲜美,经常被用作美食、药膳。春天,败酱草刚生长出来的时候,嫩芽可以凉拌,可以炒鸡蛋,口感鲜嫩。俗话说:"夏天吃苦,胜过进补。"炎热的夏天,人们常

用败酱草煮大肠（或小肠）汤，这是闽南民间的名汤，远远便能闻到其与众不同的气味，尝起来苦中带甜，有种苦尽甘来的感觉。人们常喝这个汤解暑，清热祛湿，又可用于防治阑尾炎、盆腔炎、前列腺炎等。

养生俗语："吃若对药，青草一叶；吃没对药，人参一石。"

大多数青草药都是安全平和的，但是每一种青草药的四气五味各有不同，都有自己的偏性，或偏凉或偏热。人们用青草药养生祛疾，便是用草药之偏性纠正人体气血之偏，以达到中正平和、祛病延年的效果。因此，使用青草药最讲究辨证，若辨证准确，几片青草药便解决问题；若不对症，就算是吃一担人参，也于事无补。

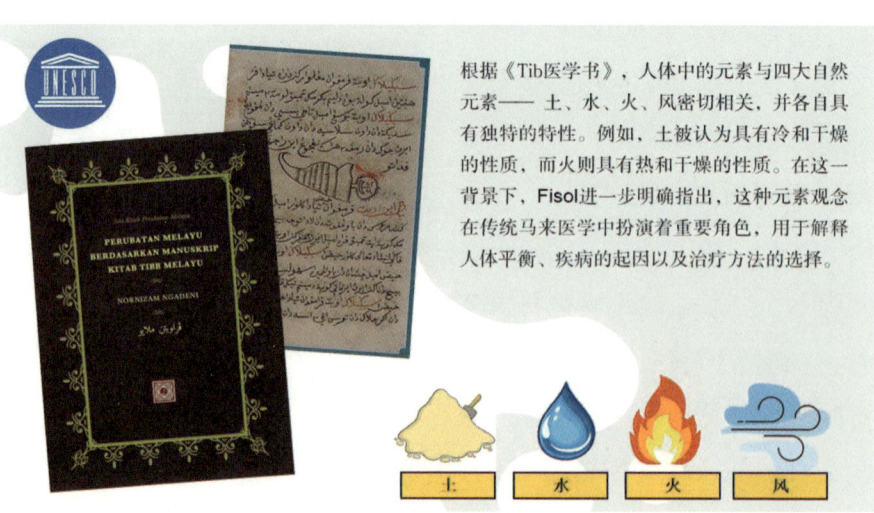

根据《Tib医学书》，人体中的元素与四大自然元素——土、水、火、风密切相关，并各自具有独特的特性。例如，土被认为具有冷和干燥的性质，而火则具有热和干燥的性质。在这一背景下，Fisol进一步明确指出，这种元素观念在传统马来医学中扮演着重要角色，用于解释人体平衡、疾病的起因以及治疗方法的选择。

■马来西亚的土水火风养生文化简介

思考与实践　你是不是有过感冒发烧的经历？都是怎么治好的？回忆一下感冒时的症状和用药的方法，总结一下各种方法有何不同，体会中医所说的"同病异治"。

第七课　葛洪及《肘后备急方》

　　2015年，中国药学家屠呦呦荣获诺贝尔生理学或医学奖，这可是个无上的荣誉。她发现的青蒿素，是一种用于治疗疟疾的药物，挽救了全球数百万人的生命，这是了不起的造福人类的壮举！她在获奖感言中特别提到要感谢东晋时期的葛洪。葛洪是1700多年前的人，屠呦呦是怎么获得葛洪的帮助呢？原来屠呦呦和她的科研团队当时为了找到治疗疟疾的有效药物，通过收集整理历代中医药典籍、拜访各地名老中医，整理出600多种治疗疟疾的中药方剂，并开展实验研究。可是实验没那么顺利。经过无数次的失败，她仍然不放弃。她一遍又一遍地翻阅中医古籍，当她又一次读到葛洪所著的《肘后备急方》中记载治疟疾的方子："青蒿一握，以水二升渍，绞取汁，尽服之。"她闭卷沉思，脑中忽然灵光乍现："是不是我原来用高温提取的方法不对？"于是，她改用低沸点溶剂的提取方法，最终突破了科研瓶颈，提取到了青蒿素，青蒿素成为治疗疟疾的特效药。而这也证明了青草药与传统中药的不同之处，很多青草药都是新鲜入药才能发挥其巨大功效，经高温蒸煮则药效大减。

疟疾是一种全球关注的传染病。这种病由疟原虫引发,主要通过蚊子在人类之间传播,患病者会发冷发热,严重的话,会导致死亡。用青蒿来治疗疟疾,在中国古代就有了,而屠呦呦把青蒿的有效成分青蒿素提取出来用于治疗疟疾,使得疟疾在全世界范围内被有效控制,这是传统中医献给人类的礼物。

古书中的一个方子、一句话,就能带来如此成就,那浩瀚的传统经典医书,该蕴藏多少丰富的宝藏!于是,葛洪和他的《肘后备急方》再一次走进人们的视野。

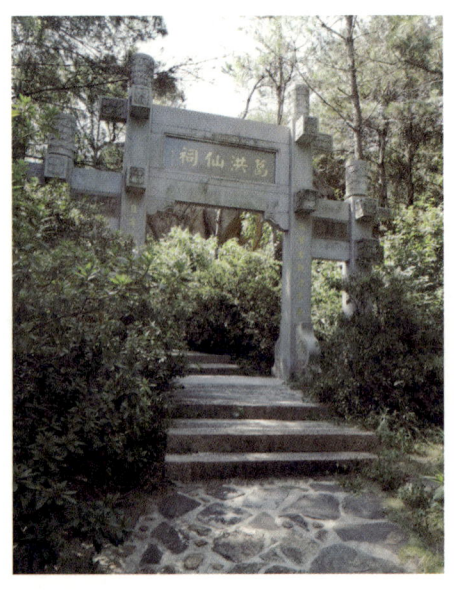

■漳浦县的葛洪仙祠

葛洪(约281—341)诞生在一个江南望族家庭,童年生活无忧无虑。13岁时,他的父亲去世了,因为为官清廉没有积蓄,葛洪家从此陷入困厄之中。艰苦的生活,使葛洪很快成熟起来。他认识到只有读书才可以改变命运。于是,在农樵之余,常常走很远的路去向别人借书。就这样,他借书读书抄书,几年下来,逐渐变得博学多才。

面对晋朝当时动乱的社会现实,葛洪渴望做些实事以拯救人民于水火,他认为医学是一种实用的济世之术,因而广泛涉猎医学典籍,搜求古方,探讨各家学说,使自己的医学水平有了很大的提高。

葛洪刚成年,他的母亲也去世了。他开始外出拜师求学。他学习道家的医学和炼丹之术,由于勤奋好学又悟性极高,很快便学到多位名家的学问精髓。学成后,葛洪回归故里。他无意仕途,一心向道，悉心为乡亲们治病，乡亲们称他"抱朴之士"。后来，他与妻子鲍姑隐居在广东罗浮山，专心著述，同时实践炼丹养生之术。葛洪是世界制药化学的先驱，而他钻研医术、炼丹修道的同时，还倡导修身延年应以修德为先，强调要从生活中的小处着手、细处注意，积小益为大益，这对后人有积极的指导意义。他撰写了很多著作，可惜年代久远，大部分都失传了。所幸，一些重要的著述仍流传至今，《肘后备急方》就是其中的一部。

有人说，中医是慢郎中。其实不是，葛洪的《肘后备急方》就是一本向大众普及的急救手册。所谓"肘后"，是指该书篇幅很小，可以挂于臂肘随身携带。"备急"，就是应急的意思。这是一本可以随身携带的应急书，主要记载一些常见病和急症的简便疗法，被称为中国医学史上第一本"实用急救手册"，开了中医传染病学和临床急症学的先河。比如，书中最早记载了人工呼吸术、洗胃术、救溺倒水法等急救方法；记载了天花、狂犬病等传染病的预防及治疗方法；倡导针灸治急症等。葛洪感慨当时穷苦百姓看不起病、买不起药，因此将自己在行医、游历过程中收集到的急救方子，筛选出行之有效、采药容易、价钱便宜的方药汇编成册，突出简、便、廉、验的特点。所列针灸法不记专业的穴位名字，只谈分寸、位置，一般人看了也可明白。《肘后备急方》没有高深的理论分析，在简述疾病或症状后，直接给出简单易行的多种办法，一般人都可以看懂掌握、自行操作，实现"家有此方，可不用医"。

为百姓治病祛疾，葛洪费尽心思。如何把治病的关口往前移，采取有效的预防措施，使人免于发病，从根本上造福人民，葛洪也一直在探索和实践。他留下了大量养生的理论与方法。他指出："风冷暑湿，不能伤壮实之人也，徒患体虚气少者，不能堪之，故为所中耳。"他继承了上古"治未病"的思想，强调修身养性，注重养生从日常的衣食住行等方面做起,并加以吐纳、导引、练气功等锻炼来强身健体。他还倡导用灸法来扶正祛邪、防病调病。他的妻子鲍姑精通灸法,是我国第一位女灸学家。在灸的原材料中,艾草因为阳气足、通透力强、功效好,而广泛地用于艾灸。艾草性味芳香,具有散寒除湿、温经止痛、避秽祛邪的功效。"凡瘟疫之流行,皆有秽恶之气",《肘后备急方》记载,"以艾灸病人床四角,各一壮,令不相染",这给后世防疫以极大启发。在我国新冠疫情防控期间,各地广泛采用艾烟防治疫病,发挥了很大的作用。另外,葛洪提出,若不慎被疯狗咬伤,当及时杀死疯狗,取其脑浆敷在被咬者的伤口上,以防止引发狂犬病,这是免疫学最早的尝试。因此葛洪被称为预防医学、免疫学的先驱。他在道教、医学、化学甚至军事等多个领域都有卓越的贡献,是一位集大成者,美名传扬后世。

推荐一味青草药:青蒿

1981年5月,屠呦呦课题组在《药学学报》上发表一篇名为《中药青蒿化学成分的研究Ⅰ》的论文中提到"福建厦门产青蒿",介绍了研究小组用"福建厦门产青蒿"水蒸气蒸馏后,提取分离了青蒿素。在全国范围内,厦门青蒿所含的青蒿素含量为0.8%～1.6%,算是比较高的。

青蒿是菊科植物黄花蒿的地上部分,性寒,味苦、辛,归胆经、肝经,有清热解暑、除骨蒸、截疟的功效。南方盛夏又湿又热,很多小朋友一不小心就感冒发烧。这时用青蒿煮水给孩子洗澡,很快就可

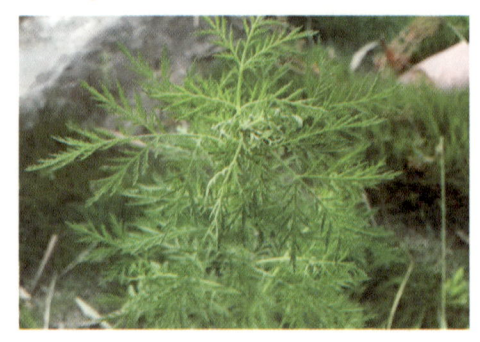
■黄花蒿(青蒿)

以清热退烧,不用打针吃药,轻轻松松用青蒿浴就把暑湿感冒给治好,这就是中医的简便验廉。历代医书中青蒿治病的方子特别多,很多中成药里有青蒿的成分,比如常见的抗病毒颗粒、神曲、小儿肺咳颗粒、感冒止咳糖浆、灵源万应茶、甘露消毒丹等。

养生俗语:"畅较好食补。"

心情舒畅,比吃任何的营养品、补药都更有益于身体的健康。《黄帝内经》就指出:"心为君主之官,主明则下安,以此养生则寿。"心在人体中处于至高无上的君主地位,养生最重要的是养心。现实中我们常发现,很多长寿老人都是心情舒畅、愉悦、平和之人,急躁易怒、郁郁寡欢、嫉贤妒能之人则终日心情不佳,更容易引发各种慢性疾病。

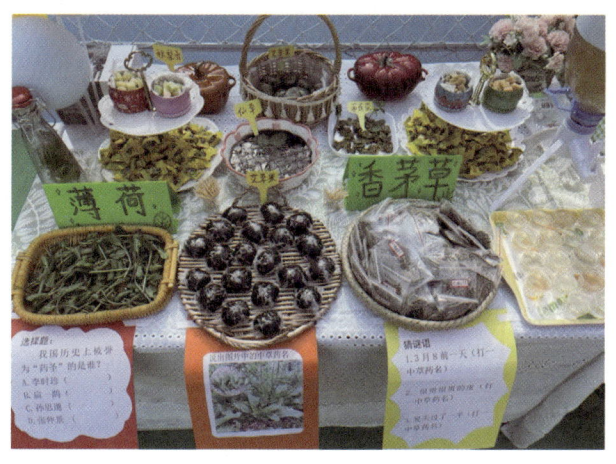

■厦门开禾小学学生的青草药手作

思考与实践

你从屠呦呦获奖的故事中可以获得什么感想?

试着找到青蒿这种植物,观察它的特点,眼睛看,手触摸,鼻子闻,然后用笔画下它,这样你是不是就牢牢地记住它了?

第八课　许逊及《垂训八宝》

古往今来，多少人追求荣华富贵，追求功名利禄，但不管是帝王将相还是平民百姓，都要面对生病、衰老、死亡问题。无病无灾、长生不老，成了所有人的终极梦想，有的人还因此舍弃俗世，专门修道。

传说东晋时期，有这样一个人，他活了136岁，同时还带着全家老小和鸡、狗一起升天。这就是俗语"一人得道，鸡犬升天"的由来，这个人就是许逊，人称许真人、许天师。厦门慈济北宫的主殿供奉着三位真人，其中一位就是他。

239年，许逊出生于江西南昌的一个村庄。许逊少年时以打猎为生。一天，他照常进山打猎，看到一只大肚子的母鹿。他拉弓放箭，母鹿中箭倒地，居然分娩出一只小鹿。母鹿忍着剧痛，无比哀伤地舔了舔小鹿就死了。看到这凄凉的一幕，许逊被深深触动。他为自己的行为感到非常后悔，毅然把弓箭折断，对天发誓：以后再也不杀生，要多做善事。他开始修道。

他踏遍名山胜地，遍访天下高道，学得道家各流派高深的武术、医术，并以医、药救济贫苦百姓，因而受到百姓的敬仰。他聪明又博学，以孝道闻名乡里。

许逊42岁时，出任四川旌阳县令。上任时，当地流行瘟疫，许逊便将道家丹药施舍给病家，每每都能药到病除。一传十，十传百，邻近郡县的穷苦老百姓听说了，也扶老携幼前来求医，一时，旌阳交通堵塞。怎样才能让百姓得到更快捷的救助？许逊于是在旌阳东门外挖了一口井，直接把药投到井里，并在井边写上字："凡是来求医者，喝了此井水即愈。"这样，远道而来的求医者无须进城，在城门口就可以喝到药得到救治，大大方便了百姓。后来，人们把这口井叫作"普济井"。

许逊为官清廉，实行了许多利国济民的措施。旌阳在他的治理下，民风淳朴，路不拾遗，夜不闭户。百姓安居乐业，无不交口盛赞他的功德。10年后，因晋室纷乱，许逊弃官东归，周游各地，一路传播孝道，为百姓治病。当时江西、湖南、湖北、福建等地经常闹水灾，百姓深受其害。许逊率领众弟子，克服种种困难，斩妖除魔，消除水患带来的影响，赢得民众的广泛尊敬，民间流传着许多他斩蛟除龙的故事。他还被江西等地民众尊为乡土神、水神。

许逊返归故里，隐居修道，研习孝道，以忠孝之风化行乡里，成了净明道派的祖师。许逊与张道陵、葛玄、萨守坚并称道教四大天师。

传说374年八月初一，许逊全家42口人拔宅飞升。

1112年，宋徽宗在夜里梦见许逊为他除妖治病，于是追封许逊为"神功妙济真君"。

至今，融合儒道精神的净明道派仍然广为流传，修行之法以许逊留下的提倡忠、孝、廉、谨、宽、裕、容、忍的"八宝垂训"为依据。净明道对八条训导阐释为"忠不欺，孝不违""一物不欺，一体皆爱""大忠者一物不欺，大孝者一体皆爱"，这里的忠、孝已不再局限于君亲的狭隘范围，而扩展至对国家、民族以及人类的爱。

许逊一直将伦理道德追求放在首位，他倡导个人修养和社会教化，强调"欲修仙道，先修人道"的思想。天地万物之间洁净不染，为"净"的境界；光明普照，为"明"的境界。"净明"涵纳天地万物，是对心性完善、世界和谐的追求。

许逊对道教以外思想的开明态度，为后世净明道传人起了示范作用。宋元明时期的净明道传人，不仅进一步融合儒家思想，也通过融合佛教思想，成功改造升级了该流派的理论体系。

许逊的哲学理念可以概括为"道法自然"。他认为，自然是宇宙的最高法则，人类应该顺应自然规律，不要过度干预和破坏自然环境。同时，他也提倡人们应该控制欲望，追求内心的平静和淡泊。这些哲学理念不仅对道教思想有着重要影响，而且对中国传统文化也产生了深远的影响。

后人在他的居住地西山修建许仙祠，即今天的西山万寿宫。在许逊羽化的农历八月初一，人们聚集于西山万寿宫敬拜，演变成如今的西山万寿宫庙会，并衍生出一系列的民间节日和民俗活动。西山万寿宫庙会于2011年被列入国家级非物质文化遗产名录。

忠孝廉谨，宽裕容忍。
忠则不欺，孝则不悖；
廉而罔贪，谨而勿失；
修身如此，可以成德，
宽则得众，裕然有余；
容而翕受，忍则安舒；
接人以礼，怨咎涤除。
凡我弟子，动静勤笃，
念兹在兹，当守其独，
有丧厥心，三官考戮。

■许逊的"八宝垂训"

明末净明高道朱道朗曾云："公以至诚授人，人以至诚修服，心领神会，又不独在治病，而四感七伤，不染身心。由此一诚，离诸苦难，永保太和。"

许逊的一生及其思想,向后人昭示:无病无灾、延年益寿的养生之道,在于道德修炼、行善积德!

推荐一味青草药:薄荷

农村许多人家的院子里,或房前屋后的空地、墙角边,常生长着一丛丛的薄荷,它是人们日常的保健良药。它的茎方形,有柔毛,叶片呈十字对生,细细碎碎的白色或淡紫色小花一簇簇长在叶腋里,散发出清凉甘甜的芳香气味。春天小苗萌发,夏时生机盎然,冬季枯萎,地下的根茎蓄积一冬的能量,来年春暖花开时,又是一片欣欣向荣。

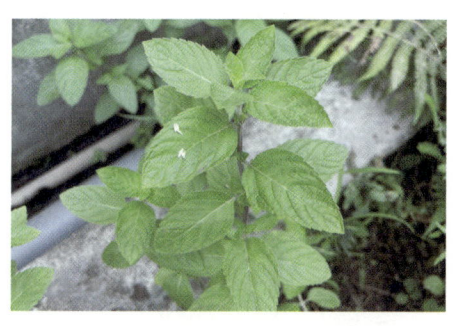
■薄荷

据考证,薄荷原产中国,唐代以前就有种植,开始是作为一种蔬菜,作为药物始载于唐代《新修本草》。北宋彭汝砺《薄荷》诗中描述了薄荷的清凉、除烦、明目的药用功效:"神农取辛苦,病客爱清新。寂淡花无色,虚凉药有神。烦心侵冰雪,眩目失埃尘。自是芝兰臭,非同草木春。"

酷热的夏天,头昏脑胀时,采两片薄荷叶,揉碎贴在太阳穴,立马觉得头脑清爽许多。在闽南民间,常将薄荷与柠檬一同泡水,做成薄荷柠檬茶,用于治疗风热感冒、目赤头痛,平常代茶饮,治口臭、口疮,亦是消暑降热的凉茶。也有的老一辈人会腌渍盐薄荷,用于夏季解暑,帮助消化,增进食欲。

明代著名医家李时珍的《本草纲目》说薄荷"令人口气香洁",可见古人早就将薄荷用于口腔清洁了。如今,薄荷糖、薄荷饮料、薄荷牙膏等添加了薄荷成分的食品、日用品,备受人们喜爱。祖籍福建的胡文虎、胡文豹兄弟创制的含有薄荷脑、薄荷油成分的"虎标"万金油，具有提神醒脑的功效，畅销中国及东南亚各国。

养生俗语："人咧做，天咧看"

这是老百姓常说的一句俗语，意思是人在做，天在看，不管你做了什么事，即使没有人看见，也不要以为神不知鬼不觉，举头三尺有神明，老天都知道。不管是好事还是坏事，不管是有意为之还是无意为之，老天都会记录在册，因果循环，报应不爽，善有善报，恶有恶报，这是天道。

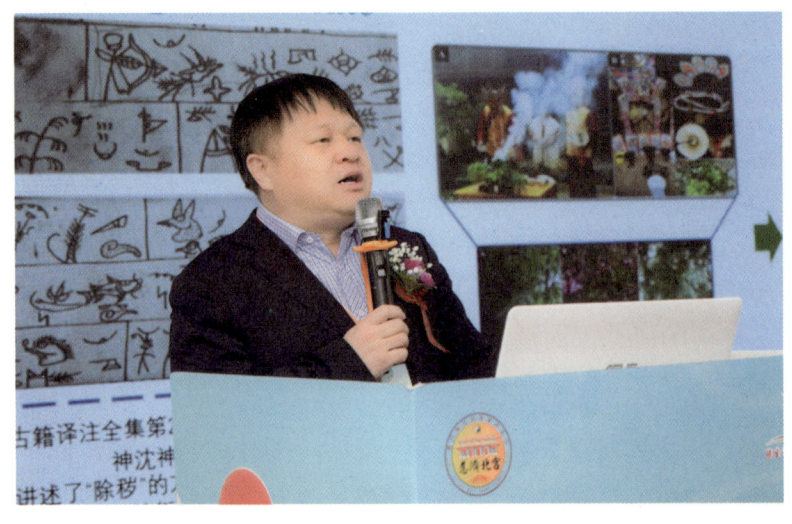

■中国中医科学院研究员李志勇在保生青草药论坛演讲

思考与实践

查阅《黄帝内经·素问》的第一篇《上古天真论》，看看文中对"真人"是如何描写的。

第九课　一代药王孙思邈

回想起新冠疫情，不少人仍心有余悸，感到后怕。当传染病流行时，一般要对患者采取暂时隔离并积极治疗的方法，以控制其进一步传染。在古代，一种慢性传染病——麻风病的患者却要终生被隔离，他们被嫌弃，被驱逐，被迫与世隔绝，成为无根的"活死人"。麻风病在古代属于绝症，患者的症状让人看了就害怕：皮肤溃烂、发毛脱落、肢体残疾。历代对麻风病人，不管是谁，一律隔离入山，医生不敢接诊，避之唯恐不及。而在唐朝，却有这样一位医者，他对那些身体变形、面目可憎的麻风病人充满怜悯。在他眼中，那是一个个鲜活的生命，不应该被社会抛弃，他们需要帮助，而且他认为，疾病有发生的原因，也一定能找到解决的办法，这是作为一个医者的使命。于是，他不顾个人安危，多次深入山林，到麻风病人隔离区，亲手治疗麻风病人，为那些绝望的患者带去生的希望。这位伟大的医者，就是我们今天要认识的药王孙思邈。

孙思邈（581—682）出生于一个普通农民家庭，他自幼体弱多病，家里为了给他治病，几乎倾家荡产。因此他深刻体会到病人的苦处，因此苦读经典，立志学医。他对患者的病痛感同身受，发心更慈悲，对生命充满敬畏与爱护，即使是对牲畜，也是心存体恤。他认为"杀生求生，去生更远"。怀着对生命的悲悯，他对医术钻研更刻苦，并勤于著述。

经过数十年的博采群书，勤求古训，孙思邈编成了一部叫《备急千金要方》的医书巨著。为补该书之不足，传说他在101岁时又编成《千金翼方》。以千金作书名，意思是说人的生命重于千金，一张药方能救人命，其功德在千金之上。

这两部书近百万字，内容十分丰富，汇集了唐以前众多医家和民间的宝贵经验和成就，还吸收了部分外来医药知识，被看成是中国现存最早的医学百科全书。孙思邈出书是要让天下医者人人有方，让全国百姓家家通晓。他通过上山采药和大量临床实践，积累了丰富的采药和制药经验，因此赢得了"药王"的桂冠。

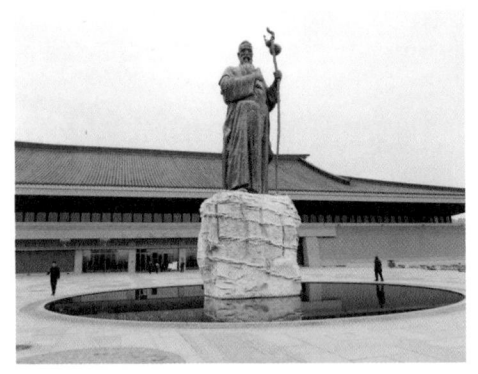
■孙思邈雕像

《备急千金要方》中的《大医精诚》，是论述医德的一篇极重要的文献。"大医"指超乎平常的、伟大的、令人尊敬的医者；"精"指医术精湛、精益求精；"诚"指诚心诚意为患者治病，忠于职责，品德高尚。文中说："凡大医治病，必当安神定志，无欲无求，先发大慈恻隐之心，誓愿普救含灵之苦。若有疾厄来求救者，不得问其贵贱贫富、长幼妍蚩、怨亲善友、华夷愚智，普同一等，皆如至亲之想。亦不得瞻前顾后，自虑吉凶，护惜身命。见彼苦恼，若己有之，深心凄怆，勿避险巇、昼夜寒暑、饥渴疲劳，一心赴救，无作功夫形迹之心。如此可做苍生大医，反之则是含灵巨贼。

孙思邈自己就是这么做的，正因为有高超的医术、高尚的医德、非凡的胆识，他治好了一个个疑难杂症，攻克了一个个医学难题，为后世留下宝贵的经验，展现了一代大医的风范。当时朝野上下为之折服，有关他的传说、神话，不绝于世。"大医精诚"成为一个医生必须具备的医德修养和行为准则。

孙思邈小时候体弱多病，他却健康地活到101岁，这得益于他积极践行他所倡导的养生理念。他在《千金要方》中说："上医医未病之病，中医医欲病之病，下医医已病之病。"这是与《黄帝内经》一脉相承的养生理念，即最厉害的医生不仅是能治病，更是要让人不得病，因此他特别重视养生。他认为养生最重要的是养性，"性既自善，内外百病自然不生，祸乱灾害亦无有由作，此养性之大经也。善养性者则治未病之病，是其义也"。他一生淡泊名利、无我奉献，便是对养性长寿最好的诠释。他提倡"十二少"——少思、少念、少欲、少事、少语、少笑、少愁、少乐、少喜、少怒、少好、少恶行。他认为，人的精力气血总量是有限的，必须处处注意摄养爱护，尽量减少消耗。除养性之外，还要配以适量的运动。他自创"养生十三式"——发常梳、目常运、齿常扣、漱玉津、耳常鼓、面常洗、头常摇、腰常摆、腹常揉、摄谷道、膝常扭、常散步、脚常搓，动作简单易行，非常适合百姓日常锻炼。当然还需要合理的饮食起居，要顺应自然、尊重时令等。若要详细了解孙思邈的思想，可细读他的医学巨著《备急千金要方》和《千金翼方》，不仅能从中学习高明的祛疾之术，更能掌握根本的养生之法。

推荐一味青草药：鱼腥草（鱼臊草）

鱼腥草，原名蕺，蕺入药始载于汉代《名医别录》。古人以鲜草捣汁治肺痈。鱼腥草的名字出自南宋王介的《履巉岩本草》，它的茎、叶均有特别的鱼腥味，故得此名，厦门人称之为"鱼臊草"。

鱼腥草为药食同源之品，早春时节，采其嫩芽，可凉拌生吃，或煎蛋、煲汤、煮粥。阴干的鱼腥草，一改鲜草的浓烈气味，而是微有芳香，加水煮汤，会挥发出类似肉桂的香气，再配上两颗冰糖，妥妥的一杯夏日饮品便做好了。鱼腥草的根状茎在地下横走，挖出来是白白嫩嫩的，用手轻掰即可折断，称为"折耳根"，大概是从"蕺"根的古音演化而来的。凉拌折耳根可是云南、贵州、四川等地的一道名菜，可以接受它独特味道

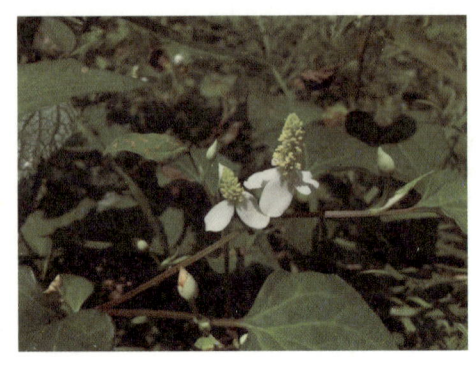

■ 鱼腥草（鱼臊草）

的人，食用后既可满足味蕾的需求，又可达到抗炎杀菌、清热解毒的功效。台湾民众对鱼腥草的应用也很多，如取叶煎水，以其热气来熏蒸眼部疾患，或将叶烤热后贴于有外伤处等。

据载，二战时，日本广岛被美军原子弹轰炸，不少幸存者通过长期服用鱼腥草自救，减弱核辐射的危害，并逐渐康复。因此，鱼腥草被日本人推崇为"草药之王"。现代医学开发出鱼腥草注射液制剂，中成药复方鱼腥草片具有清热解毒的作用，广泛用于临床。

养生俗语："爱人好，自己好；爱人歹，自己歹。"

人与人之间是相互的，你给出什么，收获的就是什么；你希望得到什么，就要先付出什么。仁爱是中华传统美德之一，孔子就曾提出"仁者寿"的养生观，仁爱善良会使人乐观向上，待人处事随和真诚，种下善因，结下善缘，自己也会获得健康长寿。《黄帝

内经》说:"高下不相慕,其民故曰朴。"这与闽南先人教诲的"爱人好,自己好;爱人歹,自己歹"遥相呼应,使世界充盈着和善之气。

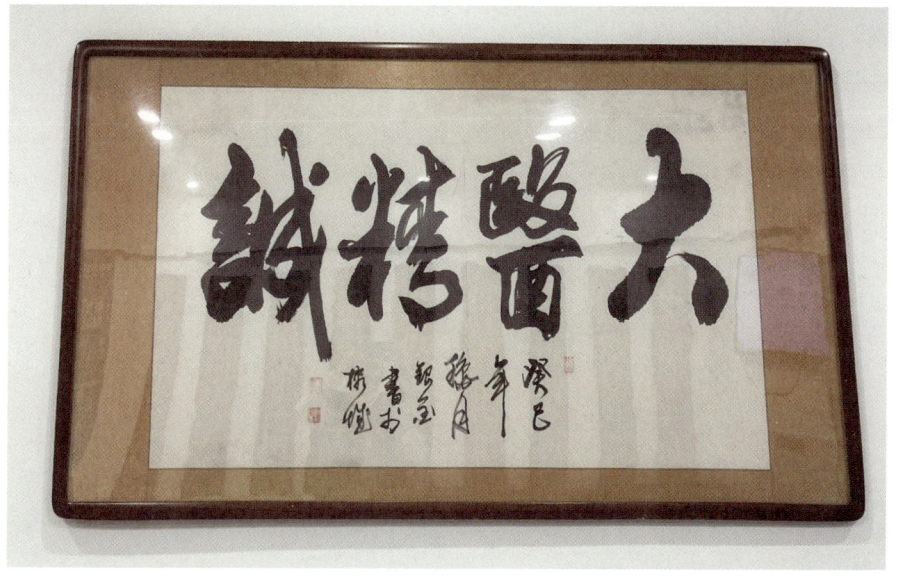

■厦门瑞来春堂悬挂的"大医精诚"字幅

思考与实践

试着找到《大医精诚》的原文来读,多读几遍,感受药王孙思邈对大医的殷殷期盼与心系苍生的伟大情怀。其实,不管从事哪个行业、做什么事,精与诚都是通向成功的法宝。请把这种精神用到学习中去!

第十课　闽南医祖保生大帝

你知道吗？在各地慈济宫里供奉的保生大帝，原来是闽南民间神医吴本。吴本如何由人成为受人景仰的神？让我们一起穿越到1000年前的宋代。当时，闽南白礁村一个贫苦家庭诞生了一个男婴，父亲吴通给他取名叫吴本（他的哥哥叫吴根）。在吴本还很小的时候，他的父亲因病没钱医治而早早去世，他的母亲因操劳过度，不久也病逝。亲眼看到父母被病魔夺去性命，亲身体会到缺医少药、无钱治病的痛苦，吴本发誓要学习最上乘的医术，悬壶济世。

最初，他拜蛇医为师，救治了不少被蛇咬伤的农民。为掌握更多的方法，解救更多的病患，他一面游历各地，遍访名医，拜师学艺，一面治病救人并总结经验教训。由于他的专注和天赋，他很快就熟练掌握中原传来的中医理论和技术，擅长运用针灸及草药治病，还练就一身高超的功夫。学成后，他回到家乡，在遍长草药的文圃山南麓的龙池岩采药炼丹，在东麓青礁龙湫坑结庐开诊。治病时，他力求使用最简单的方法、最容易获得的药物，达到最好的效果。满山的青草药在他手下变成了一个个神通广大的治病利器。他还常带着银针,背着装满自制药丸的葫芦浪迹江湖,到处行医。

吴本治病,上至皇室太后,下至平民百姓,不分贫富贵贱,不求任何名利,都全力以赴用心医治,救治了许多危重病人和疑难杂症患者,留下许多感人的故事。比如,他曾用内服外敷法,精心救治一个被海盗砍伤而奄奄一息的少年,把他从死亡线上抢救过来。他曾为一名被误认为已死的孕妇扎针施药,使妇人苏醒并产下婴儿,一针救两命。他还用扎针镇痛麻醉,为一个小孩割去鼻子上的大肉瘤,还孩子天真活泼。

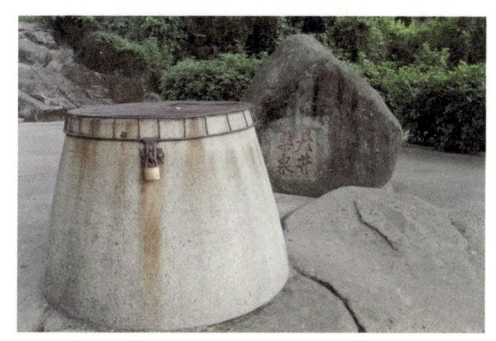
■ 吴本昔日在龙湫坑取水熬药的丹井药泉

他到深山里采摘金樱子制成药丸,奇迹般地医治好一个小伙子的尿床毛病。有一次,当地一官人大办寿宴,请吴本光顾捧场,但吴本再三谢绝,而此时正好来了一个农民,说儿子被蛇咬伤,危在旦夕,吴本二话不说,背起药箱随农民而去……他高超的医术、高尚的医德,得到民众的尊崇和爱戴,被誉为"华佗再世""神医"。

民间最津津乐道的是吴本妙手回春救太后的故事。1031年,宋仁宗的母后生病,太医们束手无策。刚好吴本在都城,得知后便揭下皇榜,为太后诊治。他针药并用,太后很快就恢复健康。皇帝非常高兴,想留他在朝廷当太医,但吴本心系百姓,拒绝了高官厚禄。

1033年,漳州、泉州两地瘟疫蔓延,很多人因此丧生。吴本不顾自身安危,带着徒弟深入疫区,为民众施医送药,救无数人。同安县令等人受他精神的感召,毅然弃官跟他学医。

1036年,吴本为了及时救治一位急症病人,上山攀登大石壁采药,不幸落下悬崖,伤重不治而逝。乡亲们非常悲痛,合力在他行医的地方搭建宫庙供奉纪念他。乡亲们若身体抱恙，便到庙里求药，往往能够药到病除，于是四方信众纷至沓来。

　　吴夲关怀民生、救死扶伤，离世后仍护佑着一方百姓的平安健康，成为黎民百姓心中的保护神。在白礁慈济祖宫，有一尊花岗岩雕刻的石狮，叫"国母狮"，来历颇具传奇色彩。传说1419年，明朝皇帝朱棣的文皇后患病，太医久治不愈，有一游方道士治好了她的病。道士说他是吴真人显灵，皇后于是叫人雕了石狮，赠送白礁慈济祖宫。

　　吴夲一生不婚、吃素，以行医为志，救人无数，生前事迹感人，死后无数的显灵传说更加重了人们对他的崇拜，历代朝廷对他追封有加。他从"神医"成为"医神"，封号由"真人"进而到法力无边、无所不能、保护人们生命安全的"保生大帝"。在闽南，民间流传着"出海靠妈祖，平安靠真人"的说法。闽南人外出打拼，过台湾、下南洋，他们往往会带上一包保生大帝的香灰，一到客居地，就供祀家中，甚至建庙祭祀，以保佑平安。"心安而不惧"，和《黄帝内经》治未病的思想不谋而合。保生大帝信俗随着闽南人的足迹，广泛流传于我国台湾地区以及东南亚各国，全世

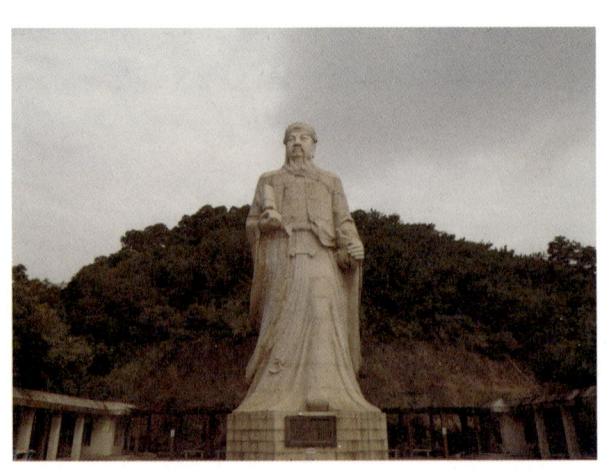
■ 青礁慈济东宫的保生大帝雕像

界有保生大帝庙宇2000多座。保生大帝信俗蕴含医无贫富、敬上爱下、惩恶扬善的慈济精神，2008年入选国家级非物质文化遗产。

吴本是史书记载的第一位根据中医药原理,将闽南青草药系统应用于闽南常见病的治疗,并取得巨大成功、造福人民的闽南民间医生。自他之后,闽南的中医无不尊他为闽南医祖。他将自己在闽南青草药应用上的经验写成《吴氏本草》,可惜原书已失传,如今人们只能从"保生药签"中感受他的用药智慧。保生大帝开启了闽南中医的历史,他慈怀济世的精神、悲天悯人的情怀激励着一代代闽南中医不断进取,造福一方。

推荐一味青草药:红丝线草

20世纪五六十年代,厦门中山路、开元路一带,不少人会在家中花盆里种植红丝线草。它是爵床科植物,叶片对生,青翠碧绿,外观与它同科同属的九头狮子草很像,不同的是,红丝线草的茎叶用水煮开后,水中就会出现红丝线状的渗出物,随后慢慢散开,整锅水也变成了红色,而九头狮子草煮水后呈现的是茶水一般的黄褐色,民间也称其为山蓝、青红线。它味甘淡,性凉,具有清热止咳、散瘀止血的功效。

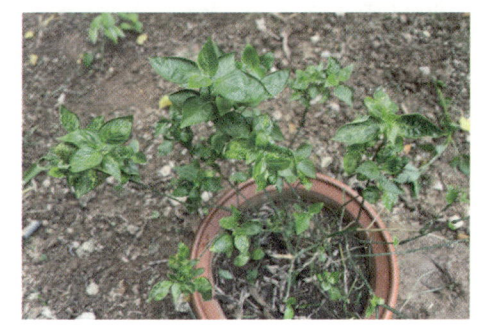
■红丝线草

红丝线草有消炎的作用,人们遇到肺热咳嗽或者眼睛不舒服,就会采摘一些回来煮水喝,加上少许冰糖或蜂蜜,更加鲜甜可口。红丝线牛肉汤或者红丝线猪肺汤,汤色微红,味道鲜美,既有营养,又具有一定的保健作用。红丝线草还可以作为天然染料用于食品制作,用它煮的糯米饭,色泽鲜红,口感软糯,又可润肺止咳。红丝线草还可以外用,将鲜叶捣烂敷于患处,可治疗疮痈、跌打损伤等。

红丝线草在20世纪五六十年代十分流行，全国名老中医吴耀南认为，这是由于当时肺结核病比较流行，人们喜种红丝线草，用以防治此类疾病。

养生俗语："有吃有行气，有烧香着有保庇。"

意思是，身体从我们吃进去的食物获得物质能量，但同时精神的能量也很重要。怀着虔诚的心，点一炷香，礼敬保生大帝，会获得心灵的慰藉，怨、恨、恼、怒、烦等不良情绪也随之烟消云散，变得中正平和、心思宁静，这与大道相合，自然就会得到保佑。

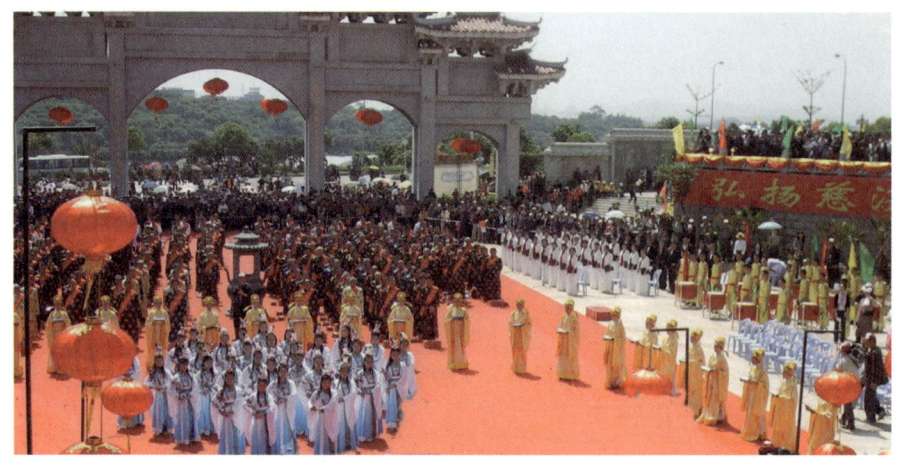

■第二届海峡两岸（厦门海沧）保生慈济文化节

思考与实践

1. 你还知道保生大帝哪些传奇事迹？历代朝廷对他有哪些封号呢？
2. 你的家乡有没有供奉保生大帝的宫庙？找个机会去探访一番。

第十一课　苏颂与《本草图经》

苏颂，字子容，1020年出生于同安县芦山堂。他自幼聪颖过人、勤奋好学，天文、地理、音乐、历法、医药等，无所不通。他22岁考中进士后进入仕途，72岁时被任命为丞相，一生为官近60年，兴利除弊，清正廉洁，刚正不阿；他能诗善文，在文学方面也作出了重要的贡献；在外交方面，他有胆有识，

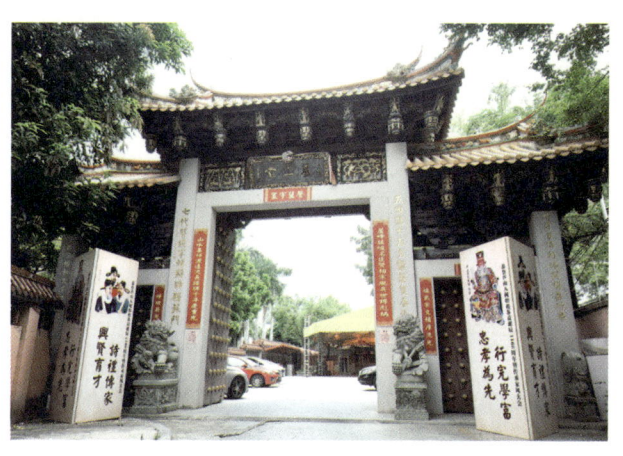
■同安芦山堂

不辱使命；在科技方面，他不仅是药物学家，还是宋朝杰出的天文学家、机械制造家。他66岁那年，主持研制观察天体、演示天象和报时的天文仪器——水运仪象台；76岁时写成《新仪象法要》，书

中保存了中国最早、最完备的机械设计图，星图所绘星数比300年后西欧人测绘的多442颗。可以说，苏颂是一位全能宰相。英国著名科技史专家李约瑟称他为"中国古代和中世纪最伟大的博物学家和科学家之一"。

苏颂当过北宋的丞相，做出许多重大贡献，这里我们仅介绍由苏颂主持编撰的药物学著作《本草图经》。

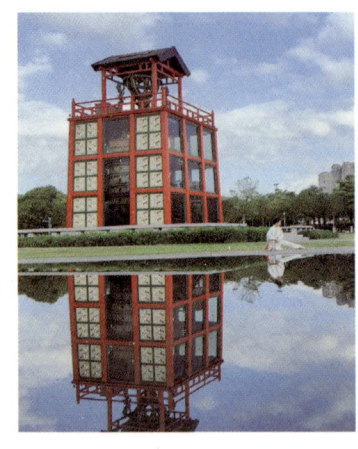
■复原的水运仪象台

苏颂曾担任校正医书官，在校订药物著作时，他发现以往的本草书中有不少错误，还有一些新药没有记载，有的书中的药图已经失传。仅仅依靠文字描述是很难辨识药物的，甚至会导致抓错药而危及生命的情况。苏颂非常担忧，他说："以前药书记录的药物有毒没毒、性寒或是性温、味甘或是味苦，都很详细，但是现在各地的物产、名称类别众多，品质优劣难分，甚至出现把蛇床子当川芎，以沙参充人参的事情，古人尚且担心这样的危险，现在的医生所用的药物是从集市上买来的，而集市上的大多来自山野之人随时随地采收的，没有人追究到底是从哪里来的，这样用于治疗疾病，什么时候才能痊愈呀。"

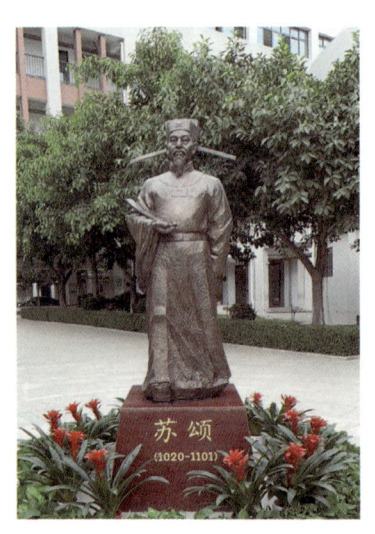
■苏颂雕像

为了改变这种状况，苏颂就写了一份奏折上奏朝廷，要求普查全国药物，对本草书进行修订。苏颂的奏报得到了皇帝的极大支持，皇帝诏令各地官府将本地的每种草药的根、茎、叶、花、果实等的形状、颜色、大小画出图形，并且说明它们开花、结果和采收的时间以及所用功效。对于来自境外和边远地区的药材，则要求交易商

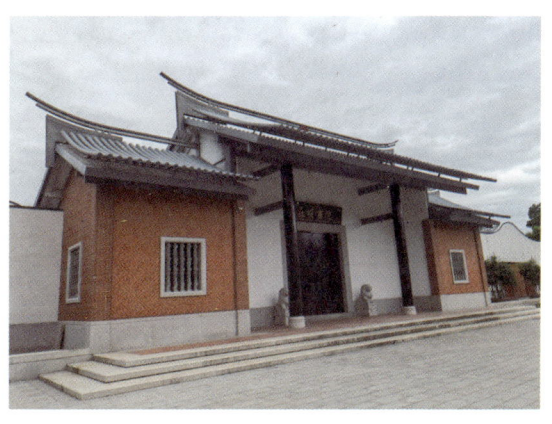
■苏颂书院

家提供资料，并取少量样品，派人送到京城，以便描绘图像。

全国的民间医生、药农、药商、民众踊跃参与，全国上下150多个州郡上报的常用动物、植物、矿物药物（包括海外输入药物）的标本、图形和文字说明纷纷送到京城，堆积如山。苏颂亲自动手，带人逐一仔细加以辨别研究，甚至跋山涉水，到深山中采摘草药标本比对，做到眼见为实、心中有数。

苏颂主持编撰的《本草图经》，不但详细描述药物的产地、形态、鉴别、采收、炮制及主治功用等，而且绘制药图，图文并茂，文字说明与药图结合，互相印证。书中的药图是根据实物形态描绘的，形态逼真；书中的文字内容，是苏颂以各地上报的原始药物资料为基础，依名医师、名药师的见解进行整理总结的。书中详细论述药物功效，对药物不同部位的不同疗效，均一一作了说明。对药物的特殊形态描述尤为详细，药物的高度尺寸、颜色、与何种植物相似等，描述有一定的顺序，还有专业的术

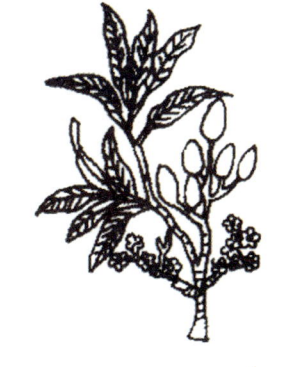
■《本草图经》中的泉州橄榄

语。如此细致准确、层次清晰的描述，是前代本草著作中所未见的。《本草图经》中不乏"福建药"的写真，譬如讲到橄榄时，配图为"泉州橄榄"；讲到牡蛎时，配图为"泉州牡蛎"等。

苏颂还很重视药物的临床应用，书中收载的常用药物，均列出以这些药物为主药的临床常用配方。书中共收载经验方和宋以前名方626个，这些处方大多出自汉、魏、晋、唐著名医家的著作，药物和处方合编，方便使用。

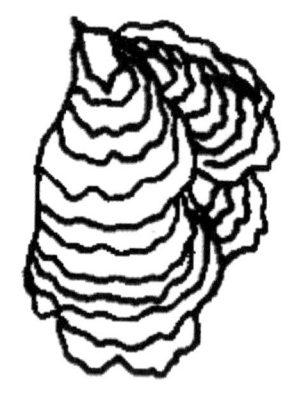

■《本草图经》中的泉州牡蛎

经过四年的艰苦努力，总共21卷的药物学巨著《本草图经》终于编撰完成，书中收载药物780种，药图933幅。尤其是书中收载了宋以前本草著作从未收录的103种草药，这些草药当时流行民间，且均为后世本草著作所收载，为今天研究古代本草学和中医药提供了重要资料。翔实的绘图和文字说明让后人鉴别和用药有了可靠依据，而苏颂则在中国历史上第一次将本草著作与方剂相结合，为每种药物都附上以该药物为主要成分的方剂，使本草学更具实用性，并被后世李时珍的《本草纲目》所引用。

《本草图经》药图和药用、药物和方剂相结合，上承《神农本草经》，下启《本草纲目》，是一部承前启后的药物学巨著，不仅对历代本草的纠谬订讹作出了新贡献，而且成为后世本草的编纂准绳，对后人研究中医药史、药物考证、本草种植、临床应用等都具有重要参考价值，是我国本草学历史上的一个重要里程碑。

推荐一味青草药：山药（淮山）

在古代，人们在寻找食物的过程中认识到，许多食物既可以食用，也可以药用，即药食同源。山药作为药食同源的代表药之一，及至今日，仍是大家餐桌上不可缺少的美食。苏颂主持编撰的《本草图经》"薯蓣"条中，记录了福建出产的一种紫皮薯蓣，块茎的形状像生姜、芋头，而皮是紫色的，大者重达一斤多，去皮后或煎或煮，都很美味。薯蓣，据说历史上因两次避皇帝的名讳，而得现在的名字"山药"。

山药是薯蓣科缠绕藤本植物，茎细长，缠绕在竹竿、篱笆或其他植物的枝干上，攀爬而上，郁郁葱葱。叶片卵形，基部深心形，尾端渐尖。山药的药食部位是地下的块茎，《神农本草经》将其列为上品。山药味甘性平，入脾、肺、肾经，具有补脾养胃、益肺补肾之功。山药补而不滞，不热不燥，能补脾气而益肺阴，是培补脾胃的平和之品。明代御医陈实功一生注重脾胃气血的保

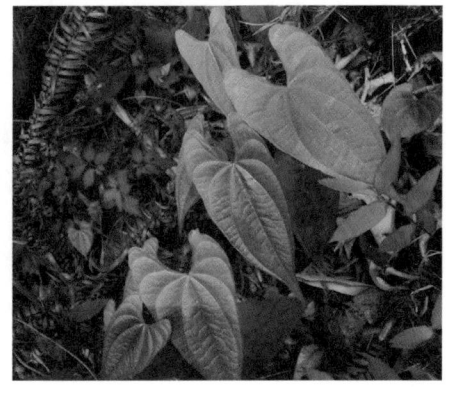
■ 山药（淮山）

养，留下八珍糕的家传秘方，其中一味就是山药。

在闽台地区，山药也是餐桌常客，新鲜的山药洗净去皮，蒸、煮、煎、炒，或者做成糕点，皆为纯朴佳肴。山药也可以切片晒干备用，闽台民间广为流传的"四神汤"，由山药、茯苓、莲子、芡实组成，健脾养颜，与猪肚同炖，清香解腻，为小儿健脾养胃之佳品。

养生俗语："烧烧啖，补筋骨。"

这句闽南谚语，告诉人们日常饮食要温热一些，这样对我们的身体是有好处的。现代人生活节奏快，工作学习压力大，爱熬夜、吹空调、吃冰镇食物等等，易造成身体寒湿，经络瘀堵而出现

鼻炎、痛经、哮喘等寒证，应遵循古人教诲，吃温热食物，忌食凉冷，辨证进行改善调整。

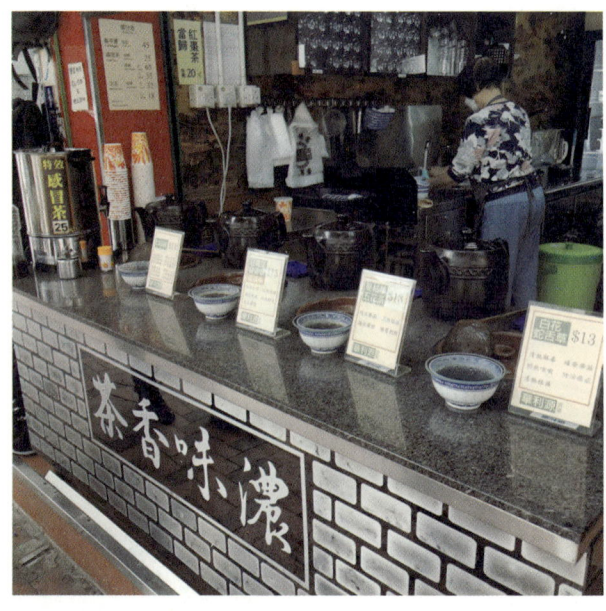

■ 香港街头的青草药茶

思考与实践

《黄帝内经》中有"空腹食之为食物，患者食之为药物"的说法，想一想，生活中有哪些食材是既可以当作食物又可以当作药物的呢？

第十二课　李时珍与《本草纲目》

在俄罗斯莫斯科大学大礼堂的墙壁上，悬挂着全世界伟大科学家的肖像，中国的医药学家李时珍和世界科学巨人达尔文、哥白尼、牛顿、居里夫人等比肩而列。李时珍是一个什么样的人？为什么能获得如此殊荣？

李时珍（约1518—1593）出身于医药世家，小时候他经常看到父亲帮人看病，求医者总是愁眉苦脸地过来，满心欢喜地离开。父亲总是有各种办法为患者解除痛苦，有的时候随手摘下家门口的青草，让患者直接嚼服；有的时候家里晒干的草药，配个方煮水给患者喝；对一些皮肤病或关节肿痛，可能就摘些青草捣烂外敷。诸如此类，不一而足，大都能起到很好的疗效。李时珍强烈地感受到：医生好厉害，可以帮助好多人；青草好神奇，可以为人类驱除疾病痛苦；医药方子好神秘，配方和用量千变万化。他暗暗下决心，一定要探究个明白。

但是当时医者是个苦差事，社会地位又不高，他的父亲不愿他走自己的老路，希望他好好读书，考取功名以光宗耀祖。

父亲经常要上山采挖草药，山高路远，蛇虫出没，充满危险。若遇急症，还经常半夜三更出诊，天亮才回来，真的好辛苦。穷苦人家经常没钱付医药费，他们还要贴上药钱。父亲作为医者的辛苦，李时珍都看在眼里，但他就是放不下对医学的热爱，始终坚持要学医，父亲最后只好尊重他的选择。

李时珍熟读医学经典，深入山间田野，实地辨认药物，跟随父亲行医，他的医学知识越来越丰富，医术也越来越高明。他想出各种巧妙的办法来检验药物的药性。比如为了检验凤仙子是否具有透骨软坚的功效，他将数十粒凤仙子放入鱼汤中煮一阵子，再捞起鱼，发现鱼骨头都变得酥软，证实了凤仙子具有软坚的功能。他还用捣烂的银杏去清洗油腻的器皿，发现器皿上的油污很容易被清除干净，从而推断银杏入肺可除痰浊。即使到今天，他所做的这些药理试验仍具有巨大的实用价值，给后人以启迪。

李时珍在实践中发现古书中存在不少问题，比如对远志的介绍，有的书上说它像麻黄，有的书上说它像大青，让后人搞不清楚。又如水银有剧毒，但历代本草却记载其无毒，甚至把它说成是长生之药，贻害无穷。他还曾亲眼见到因古书记载不当，把有毒的钩藤当作能补益的黄精，导致患者吃错药而死亡的悲剧。这些都是因为作者没有实际调查研究，只是在书本上抄来抄去，所以谬误百出。他认识到不但要读万卷书，还要行万里路。于是，他立下了宏伟目标——重修本草。

他亲自上山采药，在家里开辟药圃种植草药，甚至不辞辛劳，长途跋涉，翻山越岭，到全国各地采集药物标本。他一面行医，一面采药、制作标本、分类、整理、记录、研究药物的药性药理，许多书本上争论不休或没有办法说清楚，甚至物物相混的问题，大多迎刃而解。他走到哪里，都虚心向当地百姓请教，学到许多从书本上学不到的东西。有一次,他遇到一群赶车的人围着一口大锅在煮东西,就过去问个究竟。赶车人告诉他,锅内煮的叫旋花,有舒筋活血的功效。赶车人靠体力生活,难免伤筋动骨,喝这个汤可以保平安,他便记录下来。后经过试验证实有效,他便写进书里。

就这样,李时珍通过向大自然学习,向劳动人民及前人学习,在试验中求证,在医疗实践中不断探索,积累了大量的珍贵资料。他呕心沥血27年,终于编成《本草纲目》这一巨著,后又用10年的时间修改。全书共52卷,近190万字,载有药物1892种,共附医方10096首,绘制药图1100多幅。该书吸收了历代本草著作的精华,尽可能地纠正了以前的错误,补充了不足,并有很多重要的发现和突破,综合了植物学、动物学、矿物学、化学、天文学、气象学、农学、物候地理学等许多领域的科学知识,是中国药物学集大成之作。

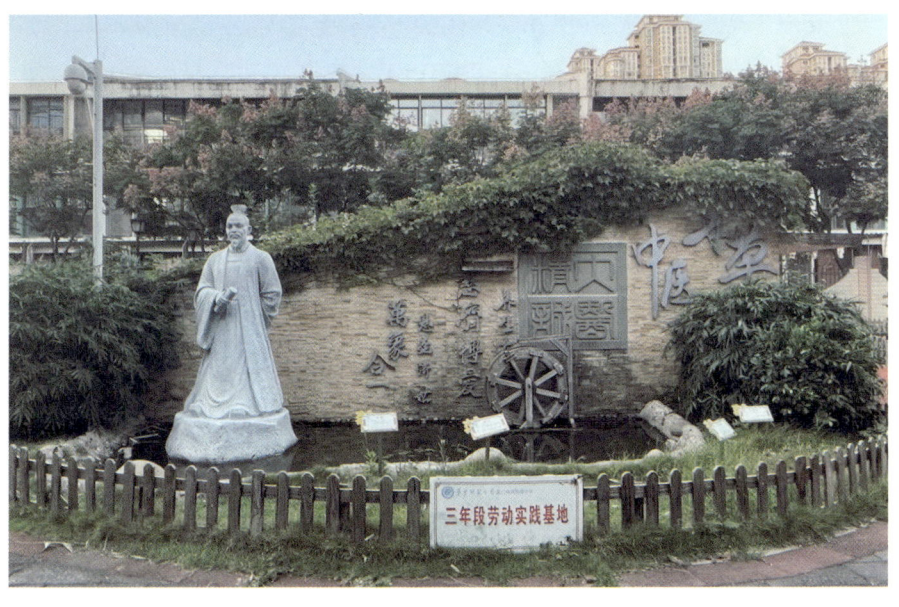

■厦门海沧华附实验小学百草园的李时珍雕像

李时珍重视饮食对治未病的养生作用,在《本草纲目》中记载了大量养生补益、药食两用之物，比如山药、灵芝、大枣等。他提出："饮食者，人之命脉也，而营卫赖之。"健康长寿，很大程度上取决于合理的饮食结构和饮食方法。他反对一些士大夫迷信服食丹药，认为朱砂、砒石等药物有大毒，人吃了对身体不仅无益，反而有害。他特别推崇药粥养生，认为"世间第一补人之物乃粥也"。他在《本草纲目》中列了许多治病保健的粥谱，如小麦粥止渴消烦，赤小豆粥利小便消水肿，绿豆粥解毒清热等，对老百姓的日常养生祛疾有很好的指导意义。

《本草纲目》是震古烁今的皇皇巨著，被翻译成多种语言，对世界医学的发展影响深远。它的博大精深被各国学者高度评价，被誉为"中国古代的百科全书""东方医学的巨典"。

推荐一味青草药：艾草（艾）

艾草这味青草药，可谓尽人皆知。每逢端午佳节，很多闽南人都会将艾草与石菖蒲捆成一扎，悬挂于门框上。人们认为这可以起到驱邪避秽、防蚊驱虫之效。也有不少人喜欢采艾草煮水泡脚，以温通经络、驱寒外出，从而改善寒湿的亚健康体质。

《本草纲目》记载：艾以叶入药，性温，味苦，无毒，纯阳之性，通十二经，具回阳、理气血、逐湿寒、止血安胎等功效，亦常用于针灸。传说有位老者经常肚子痛腹泻，李时珍让老人找些陈年艾叶，用布袋包好，绑在肚脐处，不用吃药。经过一段时间，老人的腹泻就好了。艾草，这普普通通却具有神奇力量的野草，又

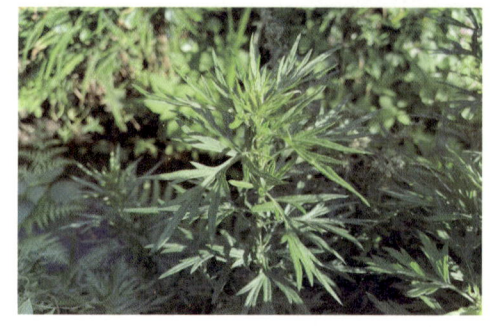

■艾草（艾）

被称为"医草"。流行的药草浴,很多就是选用艾草作为药草。而以艾叶提取艾绒进行施灸,能透诸经而除百病,是强身健体、预防及调理疾病的好方法,还可消毒杀菌,净化空气。民间有"家有三年艾,郎中不用来""七年之病,当求三年之艾"的说法,可见艾草功效强大,广受欢迎。

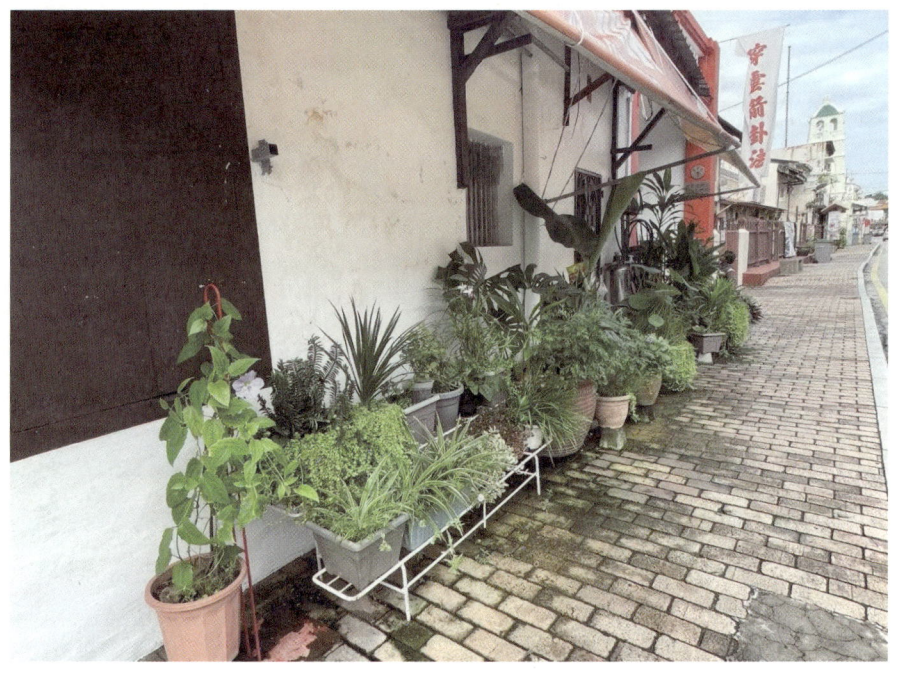

■马来西亚马六甲鸡场街盆栽的青草药

思考与实践

你读过《本草纲目》吗?到图书馆借阅这本书,看看书中对药物是怎么分类的,试着从书中查找你喜欢的青草药的资料。

第十三课　台湾医祖沈佺期

一天中午，烈日当空，骄阳似火，阿里山下的高山族村民放下手里的活计，躲在树荫下边歇息边吃午餐。阿山伯和三个儿子刚刚吃过地瓜汤，突然他们嘴唇发黑，腹中绞痛，不久便不省人事了。村民一路狂奔去找住在该社的医生黄岐。黄岐是个年轻的小伙子，闻讯立刻赶来诊视。一查，原来是阿山伯用刚砍过胡蔓草的柴刀切地瓜，地瓜片上沾有胡蔓草的碎叶片和毒汁，所以他们父子都中了毒。这个胡蔓草就是钩吻，全株剧毒，人们又叫它断肠草。传说远古时期神农尝百草，就是误尝了断肠草而离世的。面对这样的情况，黄岐也束手无策，深感愧对自己的师父沈佺期和阿山伯父子，他含泪对众人说："除非我师父及时来此抢救，否则他们是活不成了。"可是沈佺期怎么会出现在这荒山僻岭呢？阿山伯家人的哭声震天动地。

无巧不成书，众人所说的沈佺期正奔走于各村社巡诊，这时恰好拄着拐杖背着药箱从山下经过，远远听见了哭声，就急匆匆赶来了。得知情况后，急忙叫徒弟取来中药"人中黄"，他亲自调清水，请众人帮忙分别灌入四人口中。片刻之后，四人都吐出恶臭之物，脸色也好了一些。沈佺期又叫人到社中寻取母鸡正孵着的鸡蛋数枚和一些麻油来，并命人将蛋捣碎再调麻油灌入病人口中。再过片刻，阿山伯父子呕尽腹中毒物，终于慢慢地清醒过来。众人亲眼看到沈佺期妙手回春，不到一个时辰就将阿山伯父子四人硬是从鬼门关前拉了回来，众人无不叹服，千恩万谢。从此之后，台湾岛上的人都把沈佺期当成"活神仙"来敬，在阿山伯和社长的倡议下，为他建了一座生祠，四时祭拜。后来，"沈神医"的庙宇越建越多，沈佺期成了台湾公认的医祖。

沈佺期（1609—1682），字云右，号复斋，南安后园村人。他天资聪慧、才智超群，很小的时候便能在老师的指点下熟读四书五经。年少时，他常跟着悬壶济世的父亲上山采药，侍诊救人。相传，少年沈佺期很受甘露寺妙月师祖的喜爱，妙月悉心传授医经医理。沈佺期成年后知识渊博，曾在家乡附近的学堂里教书。1642年参加科举考试，在乡试中考中举人，第二年进京，考中进士，被授为吏部郎中（正四品官职）。1644年，他弃官回乡，隐居于南安白莲寺，潜心阅读医学经典，研究《神农本草经》《本草纲目》诸书，造诣日深。

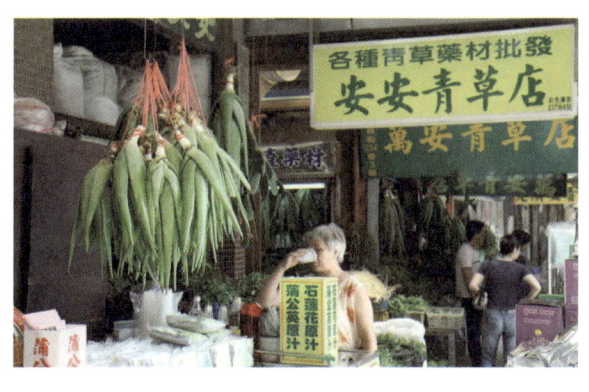
台湾西昌街青草巷的青草店

1647年初，沈佺期率领自己的队伍加入郑成功的部队，成为郑成功的幕僚，为其出谋献策。郑成功尊他为"老先生"。他不辞劳苦地为官兵治病，成为"军中神医"。1661年，郑成功率军东征台湾，沈佺期在厦门辅佐郑成功的儿子郑经，并于1664年随郑经进入台湾。

当时的台湾岛还很荒芜，瘴气横行。初次登岛，许多人因不能适应当地的水土气候环境而一病不起。沈佺期看到很多患者因缺医少药相继死去时，不顾自己年纪大身体弱，悉心为军民解除病痛。台湾岛的纬度和闽南地区接近，气候条件也比较相似，沈佺期把在闽南的用药经验带到台湾岛，亲自上山采草药，还带领徒弟们到各地查看病情，辨证施治，往往药到病除。

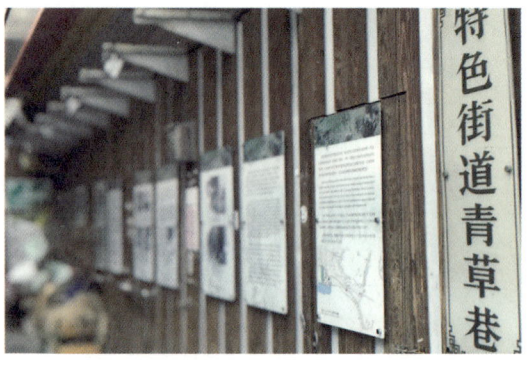
■台北特色街道青草巷

沈佺期在台湾生活了18年，他行医济世，带徒授医，对台湾医学的发展，对中华传统医药在台湾的传播，起了非常重要的促进作用。传统中医

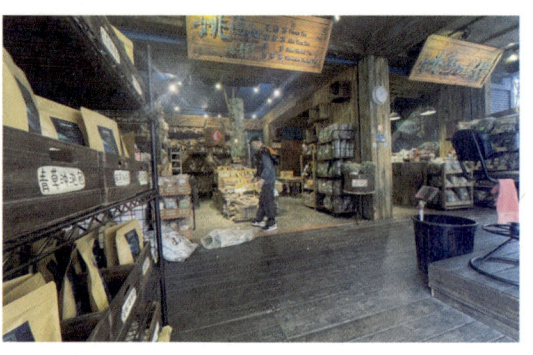
■台湾姚德和青草店

药和闽南青草药从此在台湾开枝散叶，传承不辍，数百年来庇护一方。台湾此后名医辈出，代有才人，沈佺期被奉为台湾医祖。

推荐一味青草药：百合

家喻户晓的百合花，早在南北朝时期就已经成为宫廷名花。其花朵呈喇叭状，花瓣向外伸展并稍反卷，颜色鲜艳，多姿多彩。百合花芬芳馥郁，再加上它有"百事合意、百年好合"的美好寓意，至今仍常被人们用作鲜切花装点家居。

它的地下鳞茎形似一朵白莲花，由许多片肥厚的白色鳞片组成，故以"百片合成"而得名。百合以鳞茎入药，始载于《神农本草经》，

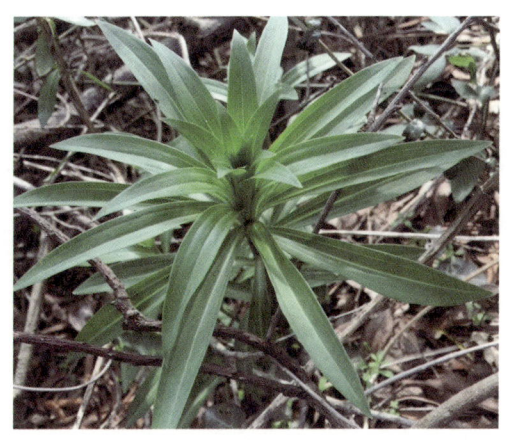
■百合

味甘性寒，归心、肺经，有养阴润肺、清心安神的功效。《红楼梦》中的林黛玉，每到下午便脸色潮红，有时还出现虚热、吐血、失眠等症状，便适合喝百合地黄汤，以养阴清热。

百合一般分为药百合与菜百合，药百合微苦，菜百合微甜。厨房里，人们更倾向于将菜百合作为药食同源之品，用其制作传统佳肴，补益而兼清润，补无助火，清不伤正。百合有清炒、蒸煮、煲汤、煮粥等各种吃法，其中百合莲子银耳羹最为人们所喜欢，加点冰糖，可作为可口的甜点，又有滋阴润肺之功。另外，百合加蜂蜜拌匀蒸熟，可调理神经衰弱、睡眠不佳、久咳、口干；百合炖猪瘦肉（或鸡肉、羊肉），可以调补身体虚弱及慢性支气管炎等。

养生俗语："吃鱼吃肉，糜饭青菜也着呷。"

这句在闽台地区流传的养生俗语，是在告诫人们饮食搭配要注意营养均衡，有荤有素，鱼类、肉类味道鲜美，营养丰富，而粥饭作为主食，能给身体提供能量，青菜富含维生素和膳食纤维，让人类的饮食结构更加丰富。正契合了《黄帝内经》中"五谷为养，五果为助，五畜为益，五菜为充，气味合而服之"的饮食原则，不挑

食、不偏食，才能健康成长。

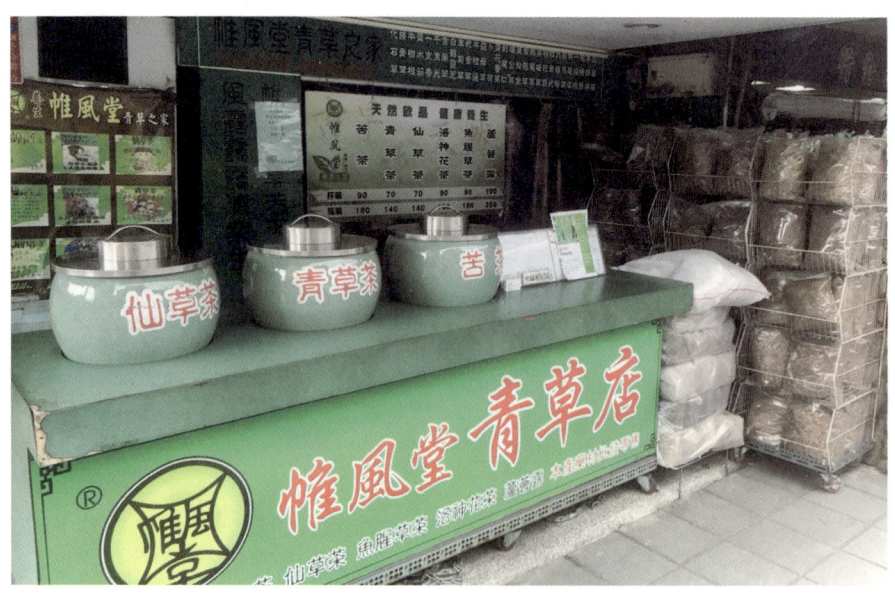

■ 台湾惟风堂青草店

思考与实践

中医认为，五色入五脏，青（绿）、红、黄、白、黑，对应人体的肝、心、脾、肺、肾，请大家去找找生活中的五色食材。

第十四课　吴瑞甫中西汇通

近代闽南名医吴瑞甫，生活在厦门这个国际贸易重要港口城市，比较早地接触到西方医学知识。他指出，中华传统医学固然有许多宝贵经验和理论，但西方医学也有许多优点和长处，他主张吸取西医的长处，弥补中医的不足，"中西汇通"。他先后编写多部著作，都是以中西学说互相参证，阐述医理。比如，他十分赞赏西医使用体温计测知病人体温的办法，认为中医临证以望闻问切为诊病标准，若能知道病人发热的准确体温，便能更好地判断病情的轻重缓急，西医的体温计可弥补中医诊病的不足。

在 20 世纪初，肺结核曾是一种全球流行的传染性肺部疾病，主要是细菌侵袭所致，而咳血是其较为严重的并发症，短时间内极易导致患者出现失血性窒息，情况严重还会导致死亡。对于肺结核，人人闻之色变。为了证明中医在疑难杂病上的治疗优势，吴瑞甫在新加坡行医期间，曾与日本西医进行了一场肺结核咳血的对比治疗。首先将肺结核咳血病人随机分为两组，两组在年龄、性别、病程、临床、症状等方面均无明显差异。日本医生组每日应用西药注射剂加葡萄糖注射剂静脉滴注，另外口服西药片剂；吴瑞甫结合患者的各项检查报告，通过望闻问切四诊合参，辨证施治，既给服西药片剂，也亲自拟方熬煮中药汤剂，再以食疗药膳作为辅助。其中的食疗药膳配方是将鸡蛋、百合、燕窝、蟳肉、蟳膏、姜丝、韭菜花切碎，搅拌均匀调成浆糊状，上蒸锅蒸熟成碗糕状。该药膳味道鲜美，且具有滋阴补肺、养血安神、润肺凉血、生津止血的功效。结果吴瑞甫组的患者在改善咳血症状、减少用药不良反应、恢复机体健康等各方面，都具有相当的优势。

吴瑞甫对汇通中西医的主张是"学无论中西，惟能收伟效，便是民法良药"；对西医学，要"说取其长，理取其足，方取其效"。他善于汲取现代医学新知识，并用之来充实祖国医学，这正是"各美其美，美人之美，美美与共"。

吴瑞甫（1872—1952），名锡璜，字瑞甫，号甫堂，同安县人。吴家祖上七代从医，他自幼勤学，除传承家学外，14岁时还拜大田杨氏为师学习诊痘术，同时攻读历代医学经典著作。18岁中秀才，20岁成为县学廪生，24岁开始坐堂行医，32岁中举人。他铭记祖父之训，一心行医，辞去广西候补知县之职，在同安悬壶济世。

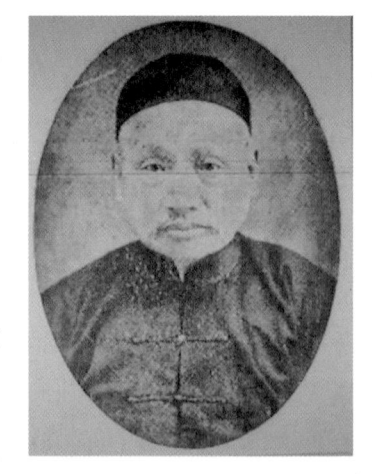
■吴瑞甫

为弘扬祖国医学，吴瑞甫仿照西医的教学法，于1928年创办厦门医学传习所，于1931年改办厦门国医专门学校，采用集中授课的方式，培养中医学员百余名。

他主编《国医旬刊》杂志，创办《厦门医药》月刊，旨在开展中医学术交流，维护中医合法权益，发展中医。特别是1929年，当时的国民政府认为中医"不科学",通过了"废止中医"的决定,中医界受到很大冲击,以吴瑞甫为代表的厦门中医界奋起反抗,为中医药奔走呼号。

南渡新加坡以后,吴瑞甫不断进行中医学术研究工作,在星洲创办中医学会,主办弘扬祖国医学的刊物《医粹》《医统先声》,又创办星洲中医专门学校,亲自授课,在侨胞中广泛培育中医中药人才,成

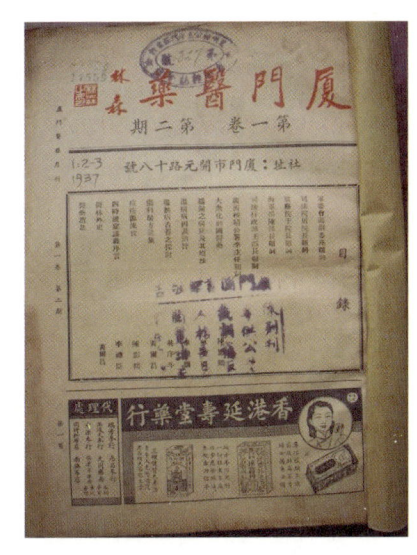
■吴瑞甫创办的《厦门医药》月刊

为新加坡中医界公认的"国医名家"。吴瑞甫一生著作如林,校注古籍,主编医书、讲义不下百部。

新加坡地处热带,四面环海,天气炎热,地气潮湿,患湿热症者尤多,然而当地中医因受温补派的影响,用药偏于温散、温燥或温补。吴瑞甫细心诊察,认为此病为湿热症,于是凡遇此症,经吴瑞甫治疗,效果显著。吴瑞甫的学生、一代名医陈占伟说:"在吴师之前,并无一人能指出为湿热病者。"由于吴瑞甫医术精湛,到新加坡不久即名噪一时,当地的福建人称他为"医圣",至今仍流传着许多有关吴瑞甫神奇医术的故事。他培养的学生遍布东南亚各国,可谓桃李满天下。

吴瑞甫不仅医术高明,医德也十分高尚。求诊病人

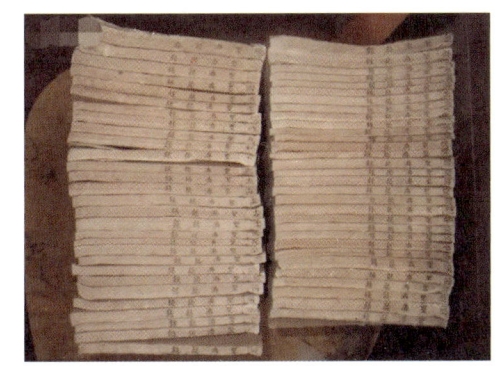
■吴瑞甫校注的《圣济总录》

多时,即便日已过午,他也细心应对,丝毫不敢疏忽松懈;遇有急症病家要求出诊,即使疾风骤雨、半夜三更,他也总是有求必应。在新加坡行医时,有一富人患肝部肿瘤,经吴瑞甫治疗痊愈后,向吴瑞甫求购名贵补药。吴瑞甫淡然说道:"多吃萝卜,便是补药。"他对富者不阿谀逢迎,遇到贫困人家,则发恻隐之心,免费诊治送药,用自己的行动宣扬"医为仁术",真正做到药王孙思邈所嘱的"大医精诚"。

推荐一味青草药:薏仁

闽南地区常年湿热,不少人受气候影响,常有湿热之症,如舌苔厚腻、身体倦怠、满脸冒油、口气重、小便黄等亚健康状态,令人不胜其烦,颇为苦恼。而在溪边或湿地,经常生长一种青草药,专门针对各种湿热症状,它就是大名鼎鼎的薏苡。

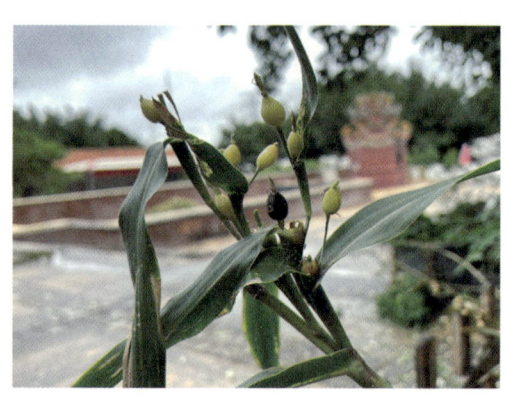
薏苡(薏米)

薏仁,即薏苡的种仁,是闽台地区常用的一味药食同源的青草药,具有清热利湿、健脾益胃等功效。薏苡是一年生草本植物,叶片绿色狭长,有意思的是,它的果实藏在坚硬的球形外壳中,外壳具有釉质光泽,颜色从灰色到深褐色,呈水滴状,小巧玲珑,乡间的小女孩们常把它们采摘下来串成串,当作项链或手链。

薏仁是它的主要药用部位,其实它全身都是宝,应用广泛。在热带美洲,人们咀嚼薏苡叶以治牙痛;印尼人用其根来驱杀肠道寄生虫,简单安全,颇为有效。而在中国,除了药用之外,薏仁作为杂粮，常用于八宝粥及四神汤的加味等等。

养生俗语："困前洗脚手，较赢啉补酒。"

意思是人们每天晚上睡觉前如果能洗手洗脚，对身体的养生功效，胜过喝补益之类的药酒。人的手上脚上有许多穴位，睡前洗手洗脚，能洗去身上的尘土、污垢，避免滋生病菌；用热水泡脚，能使双足温暖、气血通畅、舒筋活络，既可促进新陈代谢，又能增强脏腑功能，还能起到安神助眠的作用。

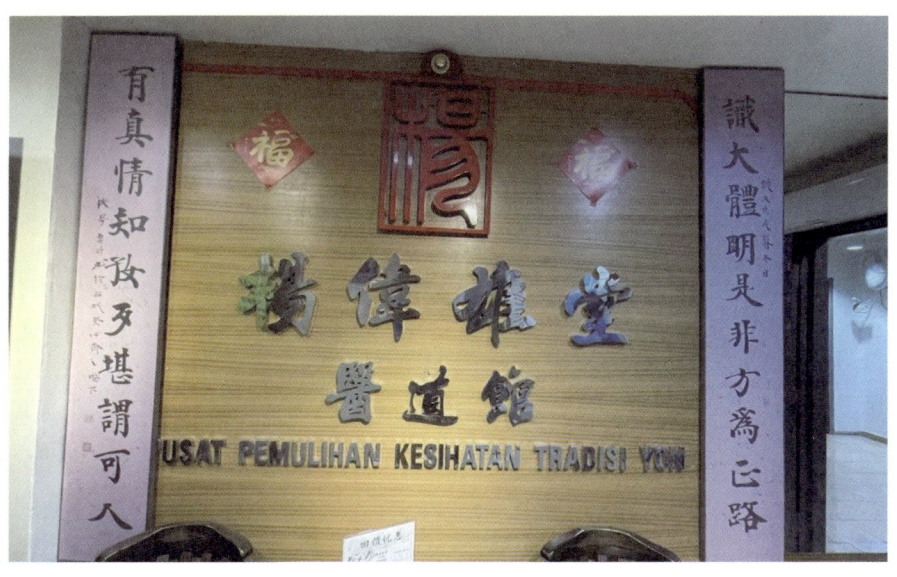

■马六甲杨伟雄堂医道馆

思考与实践

你能说一说在人的双脚上有哪些穴位吗？

第十五课　民国女中医叶豆仔

在闽南，至今仍留存着许多民间医术。千百年来，这些民间医术不仅治愈了民众的小病小恙，甚至有效控制了一些危重疾病。

1902年，厦门鼓浪屿林先生家的小女儿突然昏迷不醒，病情十分危急。林太太抱着女儿一路跑去找郁约翰医生救治。郁约翰是一位传教士、美籍医生，为当时鼓浪屿救世医院的首任院长。郁约翰检查了小女孩的病情，经过一番抢救仍无济于事，然后断言这是"死症"，就是说，没有办法了，不用治疗了。林太太流着眼泪看着自己的女儿，不愿意放弃，有人建议她去找斗姑试试。于是，林太太又抱着孩子去求斗姑诊治。斗姑仔细查看了孩子的状况，诊断为肠胃刺激引起的"尸厥"症，也就是西医所说的休克。

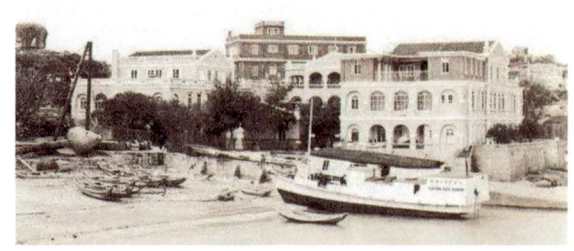

■ 1930年鼓浪屿救世医院全景

她立即采用祖传的放筋疗法，配合药散灌服进行治疗，孩子竟然逐渐苏醒过来，转危为安。郁约翰听说这个被他断定没救了的孩子竟然奇迹般地康复了，深感惭愧和不解，于是亲自登门拜访斗姑，想知道其中的奥秘。斗姑毫无保留，将诊断和治疗之法和盘托出，中西医互通，一时传为佳话。鼓浪屿工部局得知此起死回生的治疗奇迹后，特意授予斗姑"妙手回春"牌匾，以表彰斗姑的精湛医术。从此以后，斗姑声名鹊起，每天来找她看病的民众络绎不绝。鼓浪屿申遗系列电影短片之一《妙手回春先生嬷》讲述的就是这段扣人心弦的往事。

救活小女孩的绝技放筋疗法是流行于闽南地区、台湾乃至东南亚的一种小儿推拿疗法。这位人称"斗姑"的奇女子，特别擅长运用这种放筋疗法并配合药散，治疗小儿时行热症、惊风、白喉、麻疹、"猴损"（严重消化不良）、黄疸等危重病症，她医术精湛，对"尸厥"患者有独特的诊治方法。民间尊称其为"叶先生妈"。

斗姑，大名叶豆仔，生于1845年，同安县莲花镇人。斗姑聪明绝顶，自幼耳濡目染，对外祖父的放筋疗法早已熟记在心，却因为"传男不传女"的传统观念，无缘得到祖宗技法。40岁时从舅父处得到了外祖父治疗儿科病症及放筋疗法的图文手稿和中医验方手抄遗稿。斗姑不认识字，却有超强的记忆力，别人念给她听的手稿，她都能强记不忘。她还学习配制各种祖传药散，在瓶子上用图形作为标记，也能准确无误地取用。

20世纪初，鼓浪屿为公共租界，西医逐渐盛行。为弘扬中华传统医学，叶豆仔巾帼不让须眉，和林芝光、谢宝三等著名中医一起到热闹的街区公开义诊。

叶豆仔对贫寒病家施医赠药，分文不取，厦门无人不知"叶先生妈"，都非常敬佩她高超的医术和高尚的医德。叶先生妈于1942

年逝世，终年 97 岁。

推荐一味青草药：鸡屎藤

清末民初，鼓浪屿的叶豆仔擅长用外治法医治各种小儿疾病，闻名遐迩。这里也推荐一味闽南民间常用于治疗小儿疳积的青草药——鸡屎藤。疳积常常表现为小朋友不爱吃饭，身体瘦弱，面色无华，精神不振或烦躁等，令家长非常忧心。

鸡屎藤是个很具乡土味的名称，正像它的名字一样，用手搓揉它的叶片以后，会闻到一股类似鸡屎的气味，故它也叫作臭藤。但有人偏偏喜欢这种特殊的味道，而称之为鸡香藤。它常用于治风湿痹痛，所以又叫清风藤。鸡屎藤通常生长在村旁篱边或山坡灌木丛中，是攀爬能力很强的藤本植物，叶片一对一对地生长在藤条上，表面光滑，夏天，

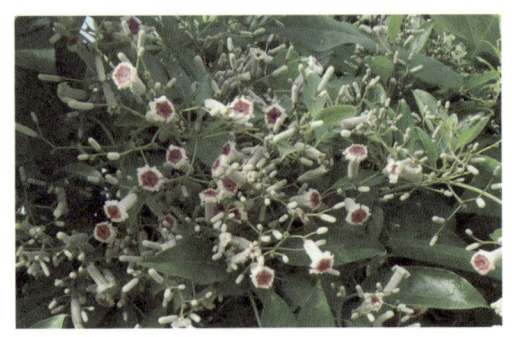

■鸡矢藤（鸡屎藤、清风藤）

藤条上开出一串一串的花穗，钟状花冠，外面灰白色，里面紫红色，像一个个铃铛般小巧可爱。

民间通常取其根及粗大的茎切断晒干备用，需要时用来炖瘦肉、炖猪排骨等。使用时，用量要适当，过多的话味道就太浓郁了。除了干品药材之外，嫩叶也可以直接用来煮茶，或者与蛋液一起煎炒，与糯米粉一起做粿，或者做成糯米圆子煮甜汤，成为餐桌上的一道道美味佳肴。

养生俗语:"少吃好滋味,贪吃无口味"

这句在闽南地区流传的谚语,说的是很好吃的东西,适当吃一点回味无穷,贪食或者吃太多,不仅容易过饱,影响肠胃的消化吸收,对健康不利,还容易让人觉得"腻",导致很长时间都不想再吃这种食物。因此,吃食物时不要吃太多,过犹不及,应该适量,并且最好细嚼慢咽,让舌头充分感受食物滋味,享受美味佳肴,提高身体对营养成分的吸收,获得更多的生活乐趣。

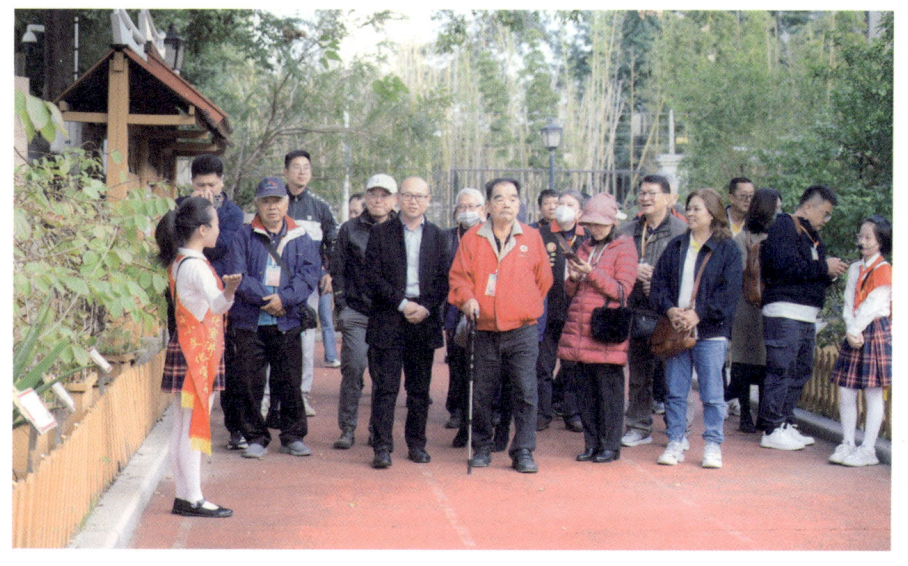

■ 台湾同胞以及马来西亚、新加坡的贵宾参访海沧华附实验小学百草园

思考与实践

有很多常用的青草药都是具有芳香气味的,比如鱼腥草、紫苏、薄荷等,它们具有提神醒脑、醒脾开胃、理气解郁等功效,而它们独特的气味也是我们辨认青草药的途径之一。请你启动灵敏的嗅觉,认识几种芳香青草药并记录下自己的感受。

第十六课　当代青草药专家陈焕章

陈焕章（1889—1965），别名仲焕，字有文，同安霞美人。陈焕章勤奋好学，从小入私塾读书，兼读祖辈遗留下来的医书、家传行医手稿等。14岁起，他就经常深入民间拜访名医，广泛搜集秘方验方，记录成册。他博采众长，一边学习一边实践，从医经验不断丰富，医术也不断精进。

1938年，日寇占领厦门，北方与厦门的药材供应链中断。在香港商人郭大川的资助下，陈焕章不顾个人安危，采用同安当地的中草药材，克服战乱时期缺医少药的困难，在厦门鼓浪屿黄家渡难民所与日光岩寺施医送药。当时有很多人都得到他的帮助，大家亲切地称呼他"焕章仙""焕章伯"。陈焕章的这些善举在民间口口相传，当时厦

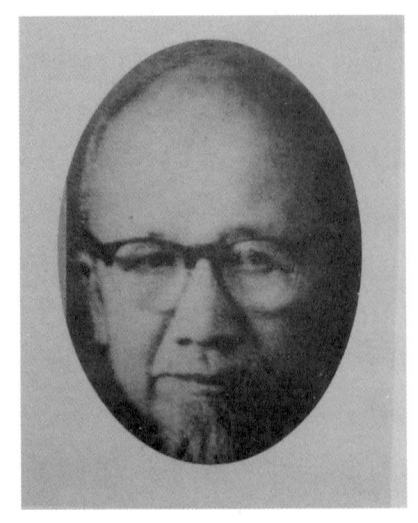

■陈焕章像

门的著名文士李禧题写"活人无数、誉声载道",以赞扬陈焕章的高尚医德。1941年,陈焕章在厦门人和路开业行医,治病救人,直到古稀之年。

1949年新中国成立后,陈焕章把倾注30多年心血的有关青草药的医学临床经验,毫无保留地献给厦门中医院,使青草药的临床应用得到进一步推广。1959年,他无私献出的青草药治病验方、秘方、单方,收录于陈嘉庚先生出资编印的《验方新编》《厦门市中草药验方选编》中。1960年,他受聘为厦门中山医院皮肤科中医顾问,治愈不少奇疾怪症。他的临床经验介绍,或刊于《福建中草药》杂志,或作为厦门医药经验交流资料。1961年,陈焕章作为同安县医药公司顾问,将数十年呕心沥血搜集的草药验方手稿献出,刊入《同安药材》第一集发行。他还培养中医药接班人,传授青草药性赋、青草药提炼法等,受其教益者大多数已成为厦门医疗单位皮肤科等科室的骨干人才。

陈焕章是厦门市最早使用青草药紫珠和一见喜治病的医生,他还将常用的青草药加工提炼,制成丸散膏丹或片剂,便于临床应用,造福更多民众。他在自家门庭前后开辟青草药圃,利用围墙、池塘、空地种植青草药,并亲自制作标签,标注其名称、性味、归经、功效等。他在家中设置课堂,授徒教学,救治病人。他一生专注于研究青草药,年近古稀之时,仍诲人不倦,传授自编的《草药歌诀》《青草药性赋》和一百多个青草药单方、验方。歌诀对青草药的特征与相应的功效作了归纳,极大方便了后学者的学习认知和记忆。

他编写的草药歌诀朗朗上口,合辙押韵,如:"骨红能退癀,有毛消肿毒,刺尖托脾胃,香臭可治风,叶齿破血功,甘淡能利水,有丝解诸毒,中空便祛风。"

为了更好地弘扬中医和青草药事业,他搜集整理了一批散落于民间,具有防病治病、保健强身作用的食疗药膳方,供后学传承应用,如春季药膳方用杞归兔肉汤,夏季则用冬瓜水鸭汤等。

1959年,卫生部授予陈焕章"发扬祖国医学奖"。

推荐一味青草药:羊耳菊(过饥草、毛将军)

在闽南地区的山坡上,常常可以看到一种菊科多年生亚灌木,叫作羊耳菊。秋冬时节,它开着一丛丛密集的黄色小花,花梗密被茸毛,茎直立,多分枝,密生灰白色或淡黄色毛。叶片绿色、长圆形,正面密生短茸毛,叶背密被绢

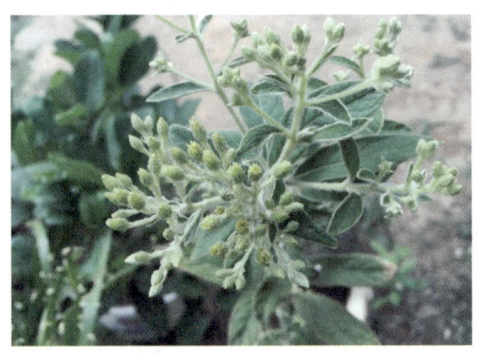

▍羊耳菊(过饥草、毛将军)

状茸毛,摸起来很柔软又毛茸茸的,就像小羊的耳朵,非常可爱讨喜。闽南地区也称之为大号过饥草、山白芷、羊仔耳或毛将军等。

羊耳菊是闽南民间传统药用植物,全草入药,具有祛风除湿、行气止痛、解毒消肿的功效。小朋友因积食而出现腹痛纳呆症状,有经验的阿嬷就会炖个过饥草汤给他喝。羊耳菊的根,表皮乌黑,有非常浓郁的清香,尤其是刚采挖出来时,一股馨香沁人心脾。人们喜欢将它与鸡、鸭或猪骨一起炖汤,既能帮助健运脾胃,也能改善虚寒型胃痛、慢性腰腿痛等,是制作药膳的养生佳品,在闽南民间广为流传,泉州永春、德化等地的过饥草药膳汤,颇为有名。

养生俗语:"冬吃菜头夏吃姜,免请医生免烧香。"

这是闽南民间流传已久的防病保健小谚语。冬天气温低,人

们户外活动减少了,容易产生内热,出现消化不良、气机郁滞的现象,适当吃些清凉的菜头(萝卜),可以消散内热,下气宽中,消积导滞;夏天炎热,皮肤腠理开泄,汗出淋漓,中阳亏虚,冷饮、瓜果也常常损伤脾胃阳气,引发腹痛腹泻的症状,这时适当吃点姜,有助于温胃散寒。这个谚语也正符合《黄帝内经》提倡的"春夏养阳,秋冬养阴"的养生原则。遵循时令节气,合理安排膳食,防病保健,自然就不用看医生或者烧香拜神啦。

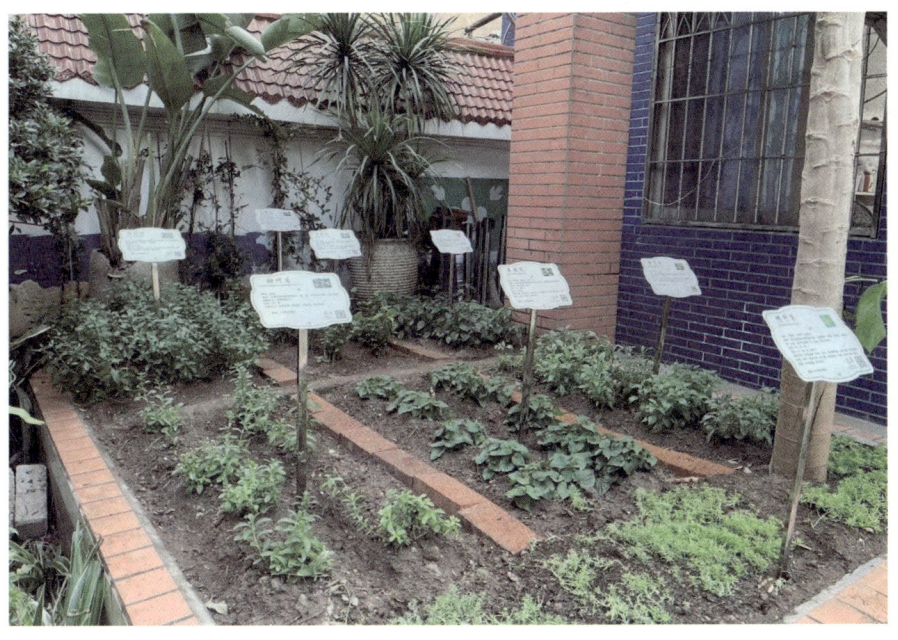

■厦门开禾小学百草园

思考与实践

顺时而食,即饮食要顺应季节、节气的变化。可与家人一起做一份适合当下季节的药膳,并记录下制作过程。

第十七课　针灸大家陈应龙

1949年，新中国成立后，厦门有一位中医师擅用针灸为病人祛疾除患，他治疗疑难杂症，往往有妙手回春之功，人们尊称其为"一针甫下，立起沉疴"。他就是厦门市中医院首任院长——陈应龙。

当时鼓浪屿市场食堂有一位青年工人，小时候患病导致聋哑已达12年。听说陈应龙医术高明，以一根银针治百病，便抱着不妨试试的心态前来求医。陈应龙问清病情，便循经取穴，为其施针。针灸了两次之后，奇迹出现了，聋哑病人竟当场开口说话，十几年的顽疾霍然痊愈。此消息不胫而走，人们都惊叹不已，聋哑病人接踵而至。那段时间，陈应龙前后治疗了40多例聋哑患者。

在陈应龙的行医生涯中，类似这

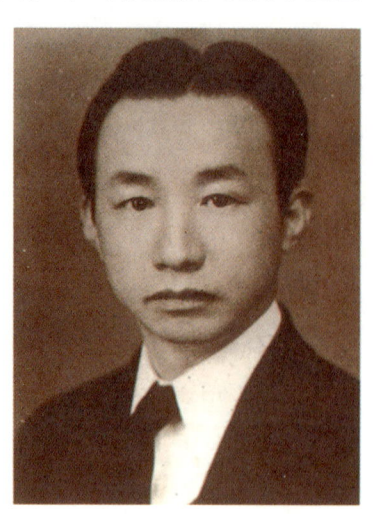

■ 1948年在香港行医的陈应龙

样用银针治大病、起沉疴的医案不胜枚举，皆令人拍案叫绝。在针灸治疗聋哑病方面，他积累了极其丰富的临床经验，他撰写的《针刺治疗聋哑五例》一文详细描述、分析相关病例，曾于1978年荣获厦门市科技大会奖。

根据1995年10月版的《厦门市卫生志》记载，1902年，陈应龙出生于福建漳州海澄一个耕读世家。1926年，他毕业于集美师范；1931年，南渡印尼谋生，任职于印尼椰城新华学校、梭罗平民学校；1936年春，赴上海"中国精神研究会"学习"灵子术"气功，后到无锡"中国针灸学研究社"学习针灸医学，学得一手好针法；1936年，赴越南行医，倾向革命，在自家诊所前开设"越华书店"，专售进步书刊。1948年8月，被西贡反动政府驱逐出境。后来，他到香港继续行医，以其收入帮助在越南堤岸大屠杀后逃到香港避难的革命志士。1949年8月，参加中国人民解放军福建文化服务团，任随团医生，曾任厦门华侨服务社经理，后调任厦门市第一医院针灸科主任。1952年加入民革，并任民革省委常委、顾问，民革中央团结委员会委员。1956年11月，厦门市中医院成立，陈应龙任院长；1974年底，厦门市中医院复建，陈应龙复任院长，1985年退居二线，任厦门市中医院名誉院长。

陈应龙年少时，体弱多病，常年与药石相伴，通过服用中药改变体质，这使他逐渐对中医药产生兴趣，于是开始研读医书，自学中医；到印尼谋生期间，生活困顿颠簸，积劳成疾的他继续勤学中医中药，修炼气功，医术不断精进，学有所成。

他潜心于中国针灸学的研究，继承前人经验，又多有创造发挥，将气功与针灸的补泻手法相结合，独创带气行针及"子午补泻手法"，以达到身、心、神同时调养的效果，对于癫狂、瘫痪、聋哑、小儿麻痹症等顽疾，每每都能奏效。陈应龙通过针灸治好了许多疑难怪症,为无数患者解除病痛,患者感激不尽,亲切地送给他一个"陈半仙"的雅号。

1985年,福建省人民政府授予陈应龙省名老中医证书。他所著的《陈应龙针灸医案》《陈应龙医疗气功选》,详细记载了他50多年的针灸经验与气功心得,于1991年分别荣获福建省卫生厅首届福建中医药科技图书二等奖和三等奖。1992年,他被评为享受国务院政府特殊津贴专家。

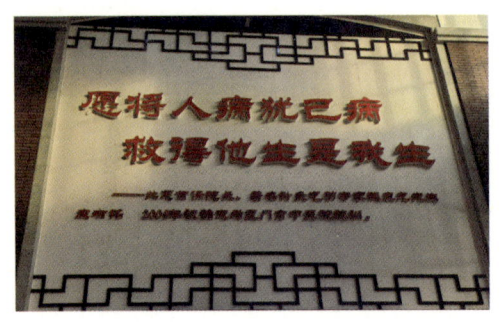

■陈应龙的座右铭、厦门市中医院院训

陈应龙不仅医术高明,且医德高尚,时时刻刻心系患者,有着一颗医者父母心。他在一篇文章中写道:"一个医生不仅要有精湛的医术,而且要有高尚的医德。我年轻行医的时候,为自己立下两句誓词,第一句是'创古今未有之医术,治古今难治之奇症';第二句是'愿将人病犹己病,救得他生是我生'。"

"愿将人病犹己病,救得他生是我生。"这句话掷地有声,发人深省,是陈应龙的座右铭。如今,这句话作为厦门市中医院的院训,高悬于门诊一楼大厅的正中央,鞭策着每一位后来的中医学子:要发扬医者仁心、慈怀济世的大医精神。

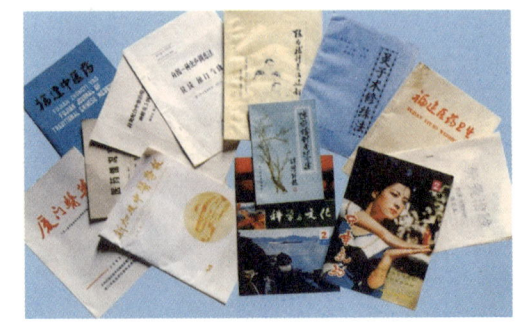

■陈应龙发表的论文及出版的专著

推荐一味青草药：散沫花（指甲花）

在厦门的公园或者老宅边上，常种植着一种灌木，人们称它为指甲花，其中文名叫散沫花。

每逢盛夏，烈日炎炎，湿热横行，人容易罹患各种热症，如甲沟炎。甲沟炎发作时，指（趾）甲周围软组织感染化脓，出现红肿热痛的症状。将散沫花的叶子或花洗净、捣烂，外敷患处，很快便能消炎消肿，甲沟炎也随之而愈。于是，人们便给散沫花起了个通俗形象的名字——指甲花。

散沫花是多年生常绿植物，开花时香气四溢，常栽

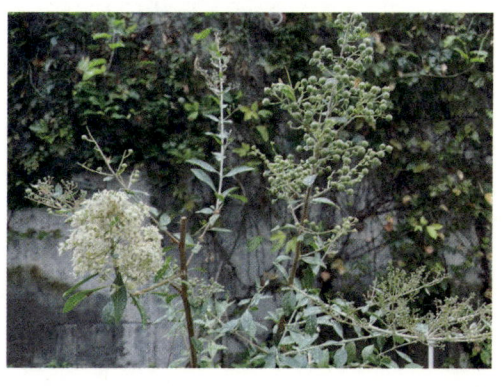

■散沫花（指甲花）

于庭园供观赏，为人们所喜爱。除了治疗甲沟炎以外，其叶可作红色染料，花可提取香油和浸取香膏，用于制作化妆品，古代阿拉伯人有用其树皮治黄疸病及精神病的传统。值得一提的是，在闽南地区，凤仙花也常被称为指甲花，但二者大相径庭，属于不同植物。

养生俗语："厝内无日头，医馆走甲透。"

万物生长靠太阳，人也不能例外。旧时的四合院，院中有一个天井，阳光从天井上空照下来，院内一片光明。到了冬天，寒风凛冽，人们坐在天井中晒太阳，以提升身体阳气，而四周的屋子又刚好挡住寒风邪气。阳气充足，经络通畅，身体更加健康。人们盖房，喜欢坐北朝南，以便更多地吸收阳光。如今住高楼大厦，低楼层的屋子往往日照不足，容易滋生细菌，阴盛阳衰，疾病更易找上门。

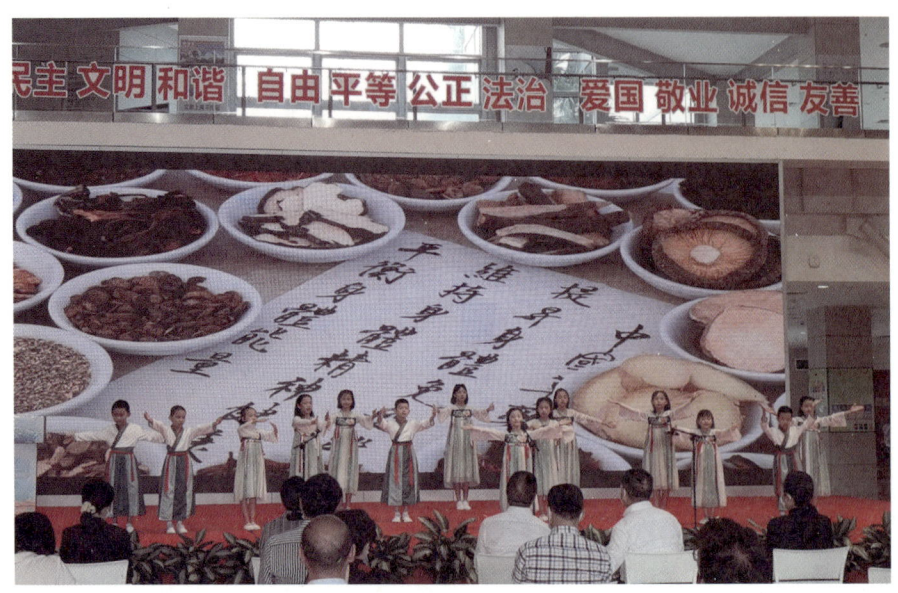

■ "十大厦门市民喜爱的青草药"评选闭幕式上的儿童节目

思考与实践

陈应龙医术高明,救治了很多疑难怪病。请问,他主要是使用什么中医技术治病的呢?你遇到过这样的中医吗?

第十八课　闽台青草药非遗传承人黄锄荒

多年前的一天,宁化的一位猎户背着自己年仅7岁的女儿,慌慌张张来到宁化县中医院。小女孩满脸是血,原来,猎户在家中摆弄鸟铳时不慎走火,霰弹打在自己女儿的脸上,把脸都打花了。医

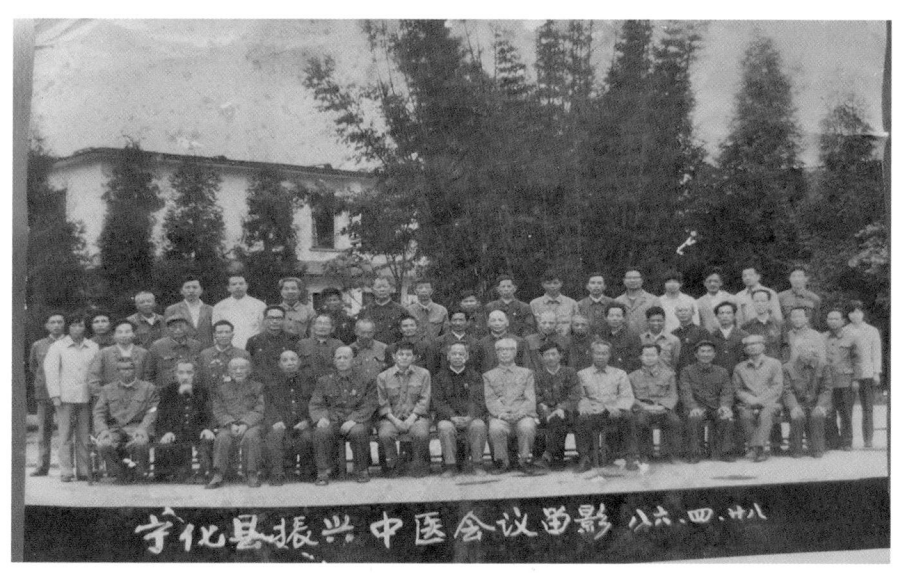

■ 1986年黄锄荒参加宁化县振兴中医会议留影

院建议马上开刀取弹,猎户担心女儿就此毁容,于是,医院推荐猎户去找被誉为宁化"草药王"的著名中医黄锄荒诊治,看是否有其他办法。

黄锄荒认真察看小女孩伤势后,略加思索,便从医院附近的百草园中采来新鲜的蓖麻子、毛冬青嫩叶、白花檵木嫩叶,配上一小团猪油,共同捣烂成糊状,敷在小女孩儿的脸上。12个小时之后,黄锄荒揭下小女孩脸上的药膏,奇迹出现了,整整24颗弹丸竟然全部被吸出。经过一段时间的调理,小女孩脸上不留丝毫疤痕。这个医案传出之后,轰动一时。《三明日报》做了整版报道,人们都惊叹于青草药的神奇疗效。

黄锄荒(1938—2019),福建漳浦人,副主任中医师,原福建省草医药专业委员会委员,享受国务院政府特殊津贴专家,福建省级非遗项目"闽台青草药"传承人。他从医六十余载,医术高明,医德高尚,擅用青草药治疗各种常见病、多发病及疑难杂症,先后编写出版了《客家百草良方》《常见病青草药治疗手册》《闽南青草药》等书籍。

他用青草药治病救人的精彩医案数不胜数,除了用蓖麻子等药拔子弹外,还有用自创的"山橘绝臌汤"治疗肝硬化腹水,用茅莓治疗顽固肾结石,用金刚藤、多花勾儿茶、盐肤木根治疗强直性脊柱炎等等。黄锄荒之所以能够如此出神入化地使用青草药,手到病除,与他对青草药应用的孜孜以求和不懈努力是分不开的。

黄锄荒从医学院毕业后,便到宁化县中医院工

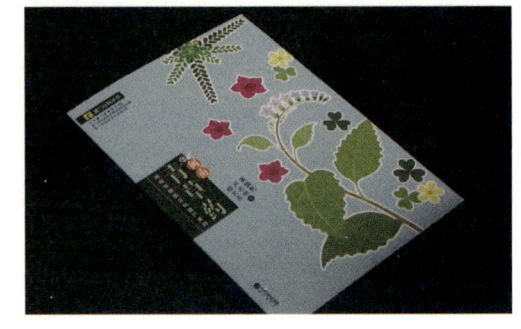
■黄锄荒与人合著的《闽南青草药》

作。当时有位主任医师擅用青草药祛疾除患,疗效甚佳,这让黄锄荒对青草药产生了浓厚的兴趣,他不断向该主任医师请教。之后,黄锄荒又跟随福建省中医药研究所的专家一起去采药,细心观察,认真学习临床应用经验,并得其真传,医术渐入佳境。

20世纪60年代中叶,黄锄荒结识了宁化水茜乡一带颇有名气的老草医赖琴响,经常跟随他一起进山识药采药,学习其青草药应用经验。有一回,二人在深山老林迷失方向。此时,前方竟出现了一头硕大的野牛,所幸有惊无险,野牛并未攻击他们。夜幕降临,他们仍在山中,等走出森林,找到回家的路时,天已蒙蒙亮了。

1978年9月,黄锄荒听说宁化湖村湛坑有一位老草医叫张德金,治坐骨神经痛有奇效。黄锄荒不辞辛苦,翻山越岭前去拜访,却吃了闭门羹。黄锄荒并不气馁,而是三番五次上门求教。张德金终于被其精神所感动,将秘方倾囊相授,并指点黄锄荒认识更多青草药。

退休之后黄锄荒定居厦门,每有闲暇,便约上摄影师好友朱清福,一同进山寻药,拍照记录青草药。厦门著名草药专家叶权与黄锄荒也是至交好友,经常一起探讨青草药应用经验,二人惺惺相惜,传为佳话。

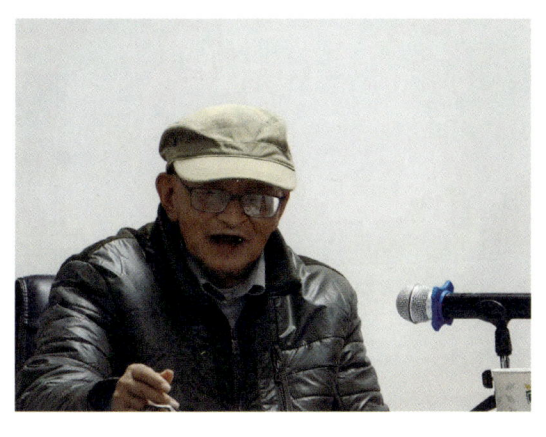

■黄锄荒在保生讲坛传授青草药应用知识

在一辈子学药用药的过程中,黄锄荒共拜访过100多位像赖琴响、张德金、叶权这样的草药专家,他们亦师亦友,彼此成就。黄锄荒最终成为青草药应用的集大成者。

20世纪80年代,黄锄荒与三明著名青草药专家宋纬文成为黄金搭档,他们经常携手到各地开班授课,宋纬文讲解如何辨识青草药,黄锄荒则传授青草药临床应用经验,教大家如何用青草药解决问题。当时,黄锄荒与厦门的黄仁功还是福建省青草药执业医师的考官,二人桃李满天下。

来到厦门后,黄锄荒始终坚持传承推广青草药文化,先是在青礁慈济东宫推动建设百草园,后来又到慈济北宫推动成立厦门市海沧区保生青草药传习中心,开辟闽台青草药园,种植近500种青草药。传习中心成立之后,他在保生讲坛收徒、授课,将一辈子的青草药应用经验毫无保留地公之于众,并提出闽台青草药应该以"降火、祛湿、退癀、常用饮食"为基本原则进行归类,为青草药的学术化、体系化做出卓越贡献。

推荐一味青草药:七叶一枝花(重楼)

居住在深山的闽南人,最怕遇到毒蛇。在田里耕种或者走在野外,若不慎踩到眼镜蛇、竹叶青、银环蛇等毒蛇,容易被其咬伤,如果没能得到及时有效的治疗,往往有生命危险。而深山老林里有一种青草药,治疗毒蛇咬伤十分有效,人们对其推崇备至,它就是七叶一枝花。这个名字优雅而霸气,与它的形态有关系。其植株是在一圈轮生的叶子中冒出一朵花,因此得名。其轮生叶的片数各有不同,"七叶"只

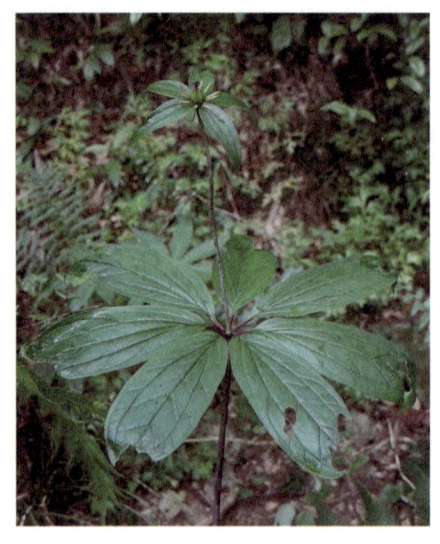

■ 七叶一枝花(重楼)

是虚指。它的花分为外轮花及内轮花，因外轮花与叶子很像，看上去就像长了两层叶子一样，故又称"重楼"。

俗话说："七叶一枝花，无名肿毒一把抓。"七叶一枝花以地下块茎入药，每年长一截，生长缓慢，极其珍贵。若不慎被毒蛇所伤，先需排出毒血，再用七叶一枝花外敷、内服，往往能够转危为安、化险为夷。它有清热解毒、消肿止痛之功，蛇伤尚且能治，其他疗疮疖肿、咽喉肿痛等无名肿毒，更是不在话下。近几十年来，不少大医在临床上亦常将它用于治疗各种肿瘤，颇有殊功。

养生俗语："酒杯小小会淹死人。"

《黄帝内经》有一篇《汤液醪醴论》，醪醴即指酒。它可作为一种饮品，适量饮用对身体有一定好处，可温通经络，以壮胆气。但是，今时之人，在酒桌上往往喝得酩酊大醉，不加节制，这对身体就造成很多损害，首当其冲是肝。所以，"酒杯小小会淹死人"，是劝人饮酒要适度，否则喝坏了身体，得不偿失。

> **思考与实践**
>
> 黄锄荒擅用青草药治疗各种常见病和疑难杂症，你对他的哪件事情印象最深刻？你觉得可以从他身上学到什么吗？

第十九课　片仔癀与八宝丹

在闽台地区，青草药资源丰富，民众的养生理念和祛疾方法代代传承，一直守护着人们的身心健康。除了房前屋后的青草药以外，还有一些百年老字号的中成药驰名海内外，如片仔癀、八宝丹等。

这些中成药有别于青草药，其主要成分以传统中药为主，功效强大，适用于闽台地区的常见病甚至大病重症。百年来，这些中成药一直为人们所青睐。

漳州片仔癀

片仔癀是驰名中外的中成药，其历史可追溯至明代。相传明嘉靖年间，一名宫廷御医因不满奸臣严嵩败坏朝纲，逃出京城，流落至福建漳州，在璞山岩寺削发为僧。闽南处于亚热带地区，湿热横行，且当时瘟疫、疟

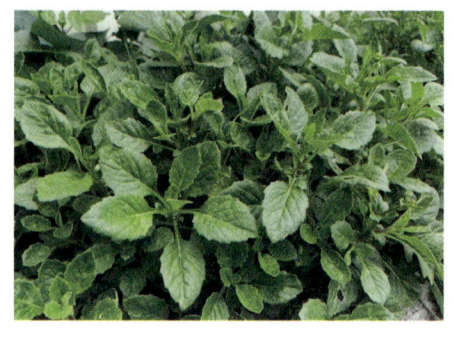
■白子菜，民间称之为"片仔癀草"

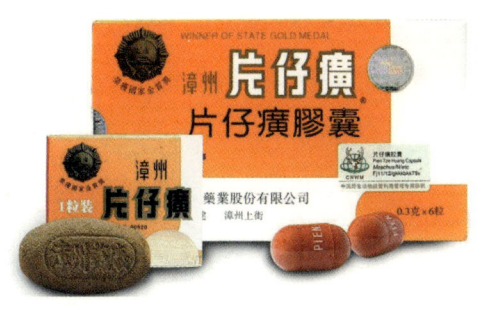

■漳州片仔癀

疾流行,人们身上出现很多红、肿、热、痛的症状,民间称之为"发癀",百姓苦不堪言。削发为僧的御医见状,便根据所带的宫廷秘方,采用上等麝香、牛黄、田七、蛇胆等名贵中药材共同炼制成中成药,为当地百姓赠医施药。人们服用此药后,各种上火发癀症状很快消失,可谓立竿见影。

人们称此中成药为"片仔癀"。片仔癀呈类扁椭圆形,为传统中药剂型锭剂,质地坚硬,服用时需用刀片削下薄薄一片,研成粉末,用温开水冲服,发癀症状很快可得到缓解。片仔癀即一片退癀之意。此药专治热毒肿痛,内服外敷均可,疗效显著,极受当地百姓欢迎。

片仔癀现由漳州片仔癀药业股份有限公司生产,被誉为"中国特效抗生素",常用于治疗痈疽疔疮、虫蛇咬伤、肝炎黄疸,手术后伤口愈合等,备受民间推崇。由于其有特殊疗效,片仔癀在闽南旧时被奉为镇宅之宝,不少人家中常备。历代闽南人不断下南洋,片仔癀也随之走向东南亚,走向30多个国家和地区。

厦门八宝丹

八宝丹,与片仔癀一样,也源自明末宫廷秘方,中药成分相同,辗转从漳州璞山岩寺流到民间。该药丸主要成分为天然牛黄、天然麝香、三七、蛇胆等多味名贵中药材,所以宫廷御名便称为"八宝丹"。清末,璞山岩寺八宝丹的秘制技术传至最后一任主持释修文手中,释修文又将此秘方及制作技艺传授给一位名为高峰(1894—

1969）的青年。释修文和尚圆寂后，高峰在民国中期开始创办高峰药房，销售八宝丹，在漳州、厦门、香港等都设有分销处，八宝丹销往海外，一时名声大振。

1953年，高峰举家移居厦门，高峰药房继续在开元路制售八宝丹，求购者络绎不绝。1958年公私合营时，高峰药房与寿生堂、一贴灵、甘惠堂联合组建厦门跃进制药厂，之后又组建了厦门中药厂。厦门中药厂传承了高峰药房的八宝丹秘方及炮制工艺，一直延续至今。

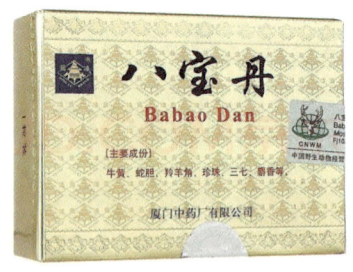
■厦门八宝丹

"八宝丹"三个字颇有深意：八，意为多，因它是由多味名贵中药材组成；宝，是因为其疗效独特，人们奉若至宝；丹，是一种特殊的药物剂型，八宝丹传承了传统中药古老的独特剂型——锭剂。八宝丹与片仔癀的功效极其相似，不分伯仲，主打清利湿热、活血解毒、去癀止痛。如今，八宝丹传统制作技艺已申报厦门市传统医药类代表性项目，备受瞩目。

推荐一味青草药：马蓝（青仔）

在深山老林的溪流边，生长着一种常绿草药植物，一米左右高，叶形似枇杷叶，开花呈管状，粉紫相间。若采一片叶子用手一揉，立马会分泌出墨绿色汁液。它就是在闽南家喻户晓的马蓝，俗称"大青叶"或"青仔"，加工炮制之后便是传统中药青黛。

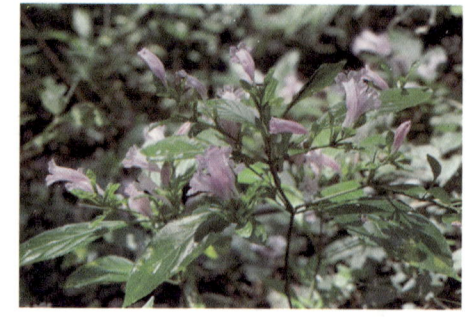
■马蓝（青仔）

很多乡下孩子对马蓝都印象深刻，不仅因它长得美丽，更是因为它药效强大。很多孩子长到十一二岁时，到了春季，肝火上炎，容易得腮腺炎，双侧脸颊肿大、胀痛，不敢触碰，吃饭时也不敢用力咀嚼，病人痛苦不堪。这种情况下，可将新鲜的马蓝捣烂出汁，涂抹到病人脸颊上，早晚各一次。涂上去没多久，胀痛感便有所减轻，仅两三天时间，腮腺炎便痊愈，病人恢复如初。此法流传已久，代代传承，屡试不爽，不管是对孩子还是大人，皆有桴鼓之效，为治疗腮腺炎的肘后验方。

此外，马蓝还经常被加工制作成染料蓝靛（亦称靛蓝、靛青），可用于染布等。

养生俗语："饮食卫生，一热二鲜三干净。"

民以食为天，一日三餐，维持着我们的生命，关系着我们的健康。饮食上当注意什么，对于身体健康最为有益呢？古人教导我们从三个方面着手：一热，饭菜当温热着吃，才容易吸收，也比较养胃，若喜欢吃冰镇寒凉，必然损耗身体阳气；二鲜，食物最好吃新鲜的，隔夜菜甚至是腐败发霉的食物，于身体有害无益；三干净，瓜果蔬菜都要洗干净再食用，防微杜渐，保护身体。

思考与实践

你觉得片仔癀和八宝丹一样吗？你有没有在药店里见过这两种中成药呢？

第二十课　灵源万应茶和老范志万应神曲

闽台地区属于亚热带气候，常年湿热，人容易罹患感冒发烧、中暑腹泻、食积呕吐等常见病。为了方便日常养生祛疾，古人发明了各种中成药。

在古城泉州，有两种功效相似的百年老字号中成药，它们就是灵源万应茶和老范志万应神曲，它们早已是尽人皆知的家庭常备良药。

灵源万应茶

灵源万应茶始创于明代洪武元年（1368），相传为泉南名寺晋江灵源禅寺三十一世高僧沐讲禅师所研制，迄今已有650多年的历史。元末明初，战乱之后瘟疫四起，百姓食不果腹、缺医少药。沐讲禅师精通岐黄之术，便召集僧众采集山茶、鬼针草、青蒿、飞扬草、爵床、野甘草、墨旱莲等17种当地青草药，加上其他传统中药，精心炮制成"菩提丸"，赠医施药，解救百姓。

600多年来，寺中僧众牢记沐讲禅师"广施万民，不求回报"

的教诲，将此秘方用于救治百姓。后来寺中僧人还俗，将该秘方及炮制工艺传授给灵水、曾林两村的百姓。菩提丸不断传承、演绎、发展，成为今天的灵源万应茶。

该药茶具有疏风解表、调胃健脾、祛痰利湿的功效，对伤风感冒、中暑头晕、腹痛吐泻等疾病疗效显著，更是夏日防暑解暑的佳品。闽南地区的民众，常将其煮水当茶喝，作为预防疾病、养生保健的佳品。

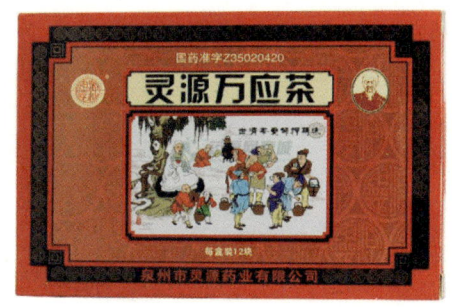
■ 灵源万应茶

如今灵源万应茶已被评为"中华老字号"和国家级非遗产品，广受认可和欢迎。它承载着慈怀济世的仁心，是中医药文化的优秀代表。

老范志万应神曲

老范志万应神曲是一个配制精妙、世代秘传的中成药。200多年来，它风靡全国，畅销东南亚各地。据记载，它始创于清雍正十一年（1733），由当时泉州名医吴亦飞秘制。吴亦飞，字毓振，原籍晋江霞浯村，生于清康熙年间，成年后开始学医，悬壶济世，小有名气。他于清乾隆十七年（1752）移居北门通天宫口，开设一家小药店名为"承志"，后为表达对宋朝名臣范仲淹"先忧后乐"的敬仰和"不为良相，当为良医"的抱负而将其改名为"范志"。

吴亦飞平日熟读各种药物书籍，探究药理，经常尝试配制方药。在汤头歌诀便方的基础上，他认真分析，不断实验，根据君、臣、佐、使的特点配伍加减，将荆芥、防风、广藿香、苍耳草、苦杏仁等52种中草药配伍成新方，经过多次发酵和晾晒，再文火烘烤，贮藏120天，直到成品散发出清香气味，终于研制出老范志万应神曲。

老范志神曲可治疗风寒暑湿、中暑眩晕、呕吐腹泻等病症，在消食化积、醒脾开胃等方面更有独到功效。因其药效显著，曾于清宣统二年（1910）参加南洋勤业展览会，获金奖；宣统三年（1911）获皇朝奖章；1918年参加吕宋嘉年华博览会，被评为"世界有效良药"。

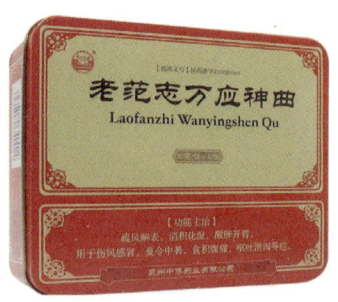
■老范志万应神曲

到了21世纪，老范志万应神曲被列入非物质文化遗产名录。

推荐一味青草药：虎耳草（耳聋草）

虎耳草，是虎耳草科多年生草本植物，其基生叶会覆盖一整片地面，全身密被柔毛，摸上去毛茸茸的。叶子正面绿色，常有白色斑纹，背面紫红色，像老虎的耳朵，又称天青地红、金线吊芙蓉、耳聋草等。它的拉丁名直译过来是"割岩者"的意思。

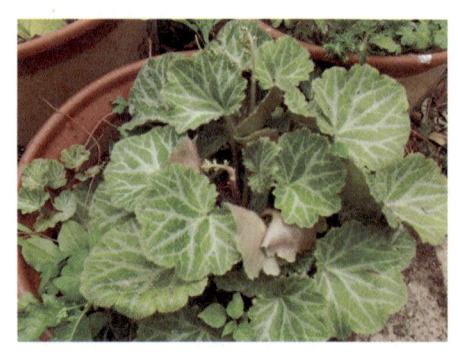
■虎耳草（耳聋草）

虎耳草长得娇小可爱，身上会长出很多紫红色的须，这是它的匍匐茎，着地后就会长出新的植株来，所以它的生命力很顽强，常成片生长，郁郁葱葱。

虎耳草开花时让人一见倾心，在林下、灌丛或阴湿的石头上，一片深绿中点缀着星星点点白色的小精灵，轻盈灵动，那是虎耳草长长的花葶上挂满的小白花。小花特别精致，形态、颜色、风韵别具一格，难怪现被大量种植用在室内盆栽和造景上。

虎耳草不仅形态别致，它的药用功能也与众不同。它味苦、辛，性寒，有降肺火、疏风清热、凉血解毒的作用。特别对耳朵上火发炎有独特的疗效，这在《本草纲目》就有记载。民间常用它治疗中耳炎，将其捣烂，取汁滴耳道，滴几次，耳痛、耳道流水诸症便可改善。

养生俗语："病人不禁嘴，医生无你法。"

俗话说："病从口入，祸从口出。"很多病都是因为暴饮暴食、贪凉喜冷而导致的，而生病之后，若想尽快恢复健康，忌口（"禁嘴"）非常重要。若不懂得忌口，医生医术再高明，也无能为力（即"无你法"）。比如，口腔溃疡、扁桃体发炎等上火症状，不可吃煎炸烧烤，否则等于"火上浇油"；手脚冰凉、喜暖恶寒的人，不可吃冰激凌、雪糕等冰镇食品，以免雪上加霜；而肿瘤患者饮食更该多加注意，民间认为，虾蟹、公鸡、鸽子、鹌鹑都不可食用，这些都属于"发物"，易导致病情复发。

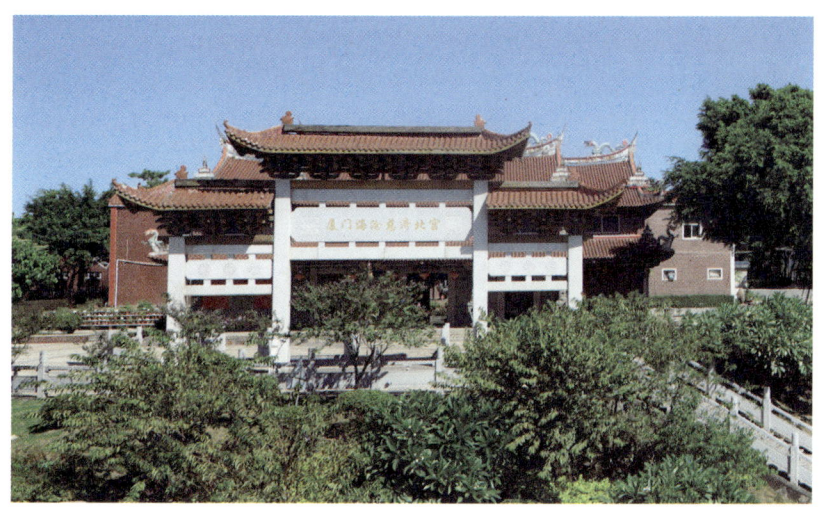
■慈济北宫山门

思考与实践

灵源万应茶和老范制万应神曲有相类似的功效。请问，它们最常用来治疗什么疾病呢？

·第三篇·
认识闽南常用的青草药

第一课　降火的青草药

闽台常年都是湿热气候，尤其到了盛夏时节，烈日炎炎，天气与地气相交，犹如蒸笼一般。人居其中，受此气候影响，身体的五脏六腑亦容易感染热邪，而出现"上火"症状。一方水土长一方草药，因为这样的地理和气候，闽台很多野生青草药都是清热降火的。这些青草药有的降心火，有的降肝火，有的降胃火，有的清肺热，有的消肾炎，各有所主，苦寒直折，以制阳光。

1. 车前草（五根草）

早在3000多年前，民间就有采摘车前草作为野菜食用的习惯。《诗经》中的"采采芣苢，薄言采之。采采芣苢，薄言有之"，芣苢即车前草，可见当时车前草俯拾皆是。后来慢慢发现，除了食用以外，它还有很多药用功效。有一回部队打仗，因

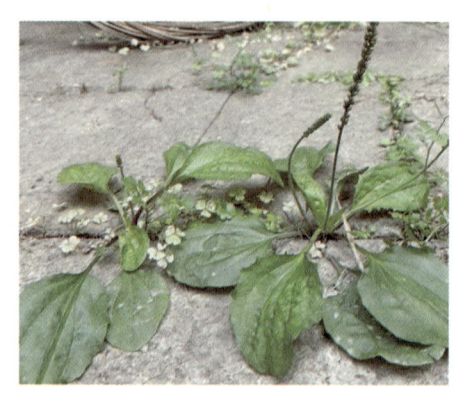
车前草（五根草）

水土不服,不少士兵和马匹得了一种奇怪的病,个个肚胀尿血。一天,马夫发现几匹病马啃食地上一种牛耳状的野草而康复,于是尝试用这种草煮水给将士们喝,大家服用后居然都痊愈了。从此人们把这种长在马车前的草称作"车前草"。车前草味甘,性寒,无毒,入肝、膀胱、小肠三经,有清热利尿、凉血明目的功效。车前子是车前草的种子,利水道,通小便,除湿痹。

相传北宋时期,唐宋八大家之一的欧阳修曾一连几天腹泻,很多名医都无法治愈。其妻从伶医手中得一方子,即用车前子打粉和稀粥让欧阳修吃下,很快腹泻就止了。这么简单的方子就治好了腹泻,欧阳修从此对江湖游医另眼相看。这就是利小便、实大便,把肠道里的水引到膀胱中去,治疗湿盛引起的水泻。

2. 鬼针草(盲肠草、赤查某)

在闽南地区,有一种草药生命力非常强大,田野、山坡、路旁到处生长,可算是漫山遍野。这就是鬼针草,闽南语俗称"赤查某"。鬼针草开花结果之后,种子长得像一根短针,末端长有倒刺毛,人从它身边走过,不小

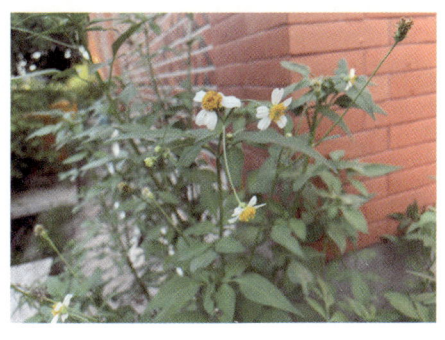
■鬼针草(盲肠草、赤查某)

心碰到,它便会神不知鬼不觉地粘在衣服上,故称"鬼针草"。而这种特质就像泼辣的婆娘,谁也不敢惹,闽南民间便诙谐地将其称作"赤查某"。

阳春三月,草长莺飞,鬼针草又成了大家喜爱的野菜。将鬼针草的嫩叶用沸水焯一遍,再用来炒鸡蛋,味道鲜美可口。20世纪五六十年代,每逢夏季,人们在地里抢收抢种,俗称"双抢"。此时烈日炎炎,人们汗出如雨,为了防止中暑,便采摘鬼针草、牛筋草

两种青草药煮水代茶喝，有很好的防暑解暑功能。若不慎得了阑尾炎，小腹疼痛难耐，鬼针草便是对症良药，因此人们又称其为"盲肠草"。

3. 夏枯草（虾蛄草）

盛夏，草木峥嵘，大自然生机盎然，此时却有一种草在开花结果之后悄无声息枯萎了，它就是夏枯草。"夏枯"，闽南语音译与"虾蛄"相像，因此闽南民间又称其为"虾蛄草"。夏枯草的花簇生于枝干顶端，穗状，淡紫色。夏枯草是多年生草本植物。夏至之后，其地表部分逐渐枯萎，人们便将其采收备用。到了冬至，它又开始冒芽，焕发生机。

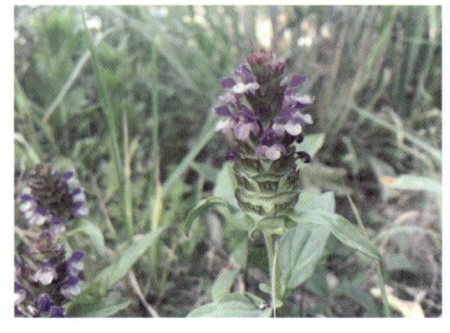

■夏枯草（虾蛄草）

开春之后，夏枯草嫩叶可做野菜包饺子吃，味道微苦而回甘，有疏肝清火之效。作为药用，夏枯草清肝明目、软坚散结。春天肝火上炎，不少人会出现眼睛红肿热痛诸症，用夏枯草煮水当茶喝，可起桴鼓之效。中成药夏桑菊颗粒中有夏枯草的成分，亦起疏风清热、清肝明目之功。今时之人，因为生活节奏快、压力大，容易肝气郁结，郁而化火，有淋巴结节、甲状腺疾病之人不在少数。闽南人喜欢用夏枯草配射干，相须为用，辨证治之，可起到软坚散结之功。若能配合调理饮食、起居、情志，反求诸己，便能逐渐痊愈。

4. 桑叶（娘仔叶）

闽南的乡村几乎都种有桑树。春天，桑葚挂满枝头，硕果累累，是药食两用的水果。到了夏季，烈日炎炎，桑叶煮水代茶喝，有很好的解暑降温之功。人们称桑叶为"娘仔叶"，这是个非常亲切的名字。而对于学校里的孩子而言，桑叶可能是他们最为熟悉的草药植物。

许多孩子都用桑叶养过蚕。要知道，桑树不仅仅可用来养蚕，它全身都是宝。桑叶有疏散风热、清肺润燥、清肝明目的功效，能治疗风热感冒、肺热燥咳、头晕头痛、目赤昏花等。桑枝有祛风湿、利关节的作用，可以治疗手臂酸痛。它的根皮叫桑白皮，有泻肺平喘、行水消肿之功。它的果实桑葚，更是药食两用的佳品，能够补益肝肾、滋阴补血、生津润肠。传说扁鹊带他的弟子

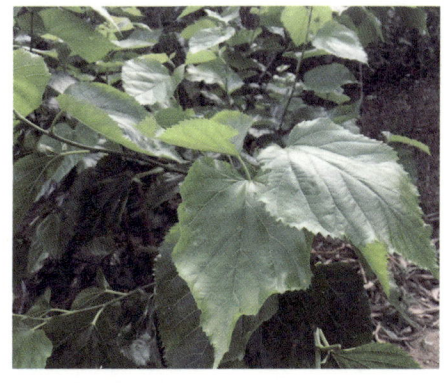
■桑叶（娘仔叶）

们遍游各地行医，一次，他给病人服用"延寿丹"，原本面色苍白、瘦弱虚喘的病人，几日后就可以劳作了。这个延寿丹，具有补肝肾、益精血、强筋骨、乌须发等作用，其成分就含有桑葚。

5. 马蹄金（黄疸草）

有的新生儿会出现黄疸，浑身发黄，父母亲见了往往不知所措。此时，有经验的爷爷奶奶便会到房前屋后去采摘一种小草，煮水给孩子少量服用，再用毛巾蘸药汤为婴儿擦洗身子。如此反复几次，黄疸便慢慢褪去。这种草药就是马蹄金，俗称"黄疸草"。

马蹄金是旋花科多年生草本植物，叶片圆形或肾形，基部深心形，形似马蹄，又叫小金钱草、荷苞草、肉馄饨草等，常匍匐生长在路边、沟边草丛等潮湿、低洼环境下，有很强的利水、祛湿功效，常用于治疗肾炎

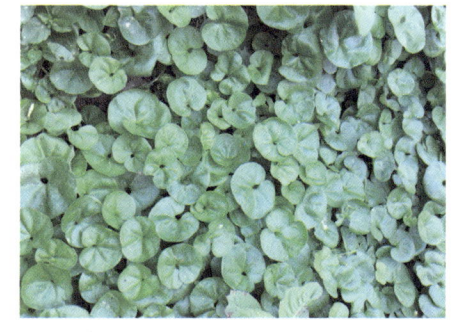
■马蹄金（黄疸草）

引起的水肿，也可以用于治疗膀胱结石、胆结石等。现代医院对结石症通常采用手术治疗，其实在结石形成的初期，通过服用马蹄金配伍其他中药，可以达到化石和排石的效果。中药排石对人体器官没有损伤，能减轻患者痛苦。马蹄金还经常被用来治疗急慢性肝炎、胆囊炎和肾炎等疾病，在民间，许多老一辈的人就叫它"肝炎草"，单味煎水服用都有很好的辅助治疗效果。马蹄金味苦、辛，性凉，有清热解毒的功效，也可以治疗一些疔疮肿毒、痔疮肿痛等。

6. 一见喜（穿心莲）

20世纪四五十年代，同安的陈焕章被公认为厦门首屈一指的青草药专家。他擅于总结前人经验，不断将传统青草药应用于临床，慈怀济世、救死扶伤，且发前人所未发，挖掘出不少新品种的青草药。据载，陈焕章是厦门使用穿心莲治病救人的先驱。

穿心莲为爵床科植物，别名一见喜、斩蛇草、百病仙草、苦草等，原产于印度半岛和斯里兰卡，在东南亚国家有悠久的民间应用历史。其味极苦，一小片叶子就可以让人感受到那种刻骨铭心的苦，苦得似乎连心都穿透了，故称穿心莲。它是苦寒药，对火热病效果超级好。闽南民间常用于治疗肺热咳嗽、咽喉肿痛、高血压、急性肾盂肾炎、胃火牙痛、中耳炎、目赤肿痛、带状疱疹、疔疮疖肿、水火烫伤、肛门瘙痒等病症。内服的话，是取5—10片叶子开水泡服，外用则是把叶子捣烂敷患处。在缺医少药的年代，人们凭借这个青草药退火消炎、清热解毒。它就是人体消防队，身体哪里有热都可以用它来熄火。《黄帝内经》讲，南方属火，主心，应夏。闽南及东南亚地区地气湿

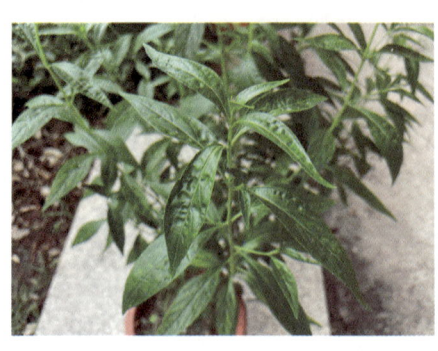
■ 一见喜（穿心莲）

热，人们容易感染热毒，特别是夏天容易上火，长各种疮痈肿毒，此药能治之，人们一看到它就很欢喜，因此它又名"一见喜"。

7. 金银花（忍冬藤）

金银花是清热解毒的良药，大部分的感冒、消炎类中成药中都含有金银花，可见它的应用之广。它的入药来历，据说与药王孙思邈有关。有一次，孙思邈为唐太宗治病，唐太宗的身体却没有起色。于是，孙思邈到深山老林寻找良药。路上他喝了山民的金银花茶，发现止渴清热生津效果很好。他虚心请教，认识了这味青草药，后来便用金银花治好了唐太宗的病。

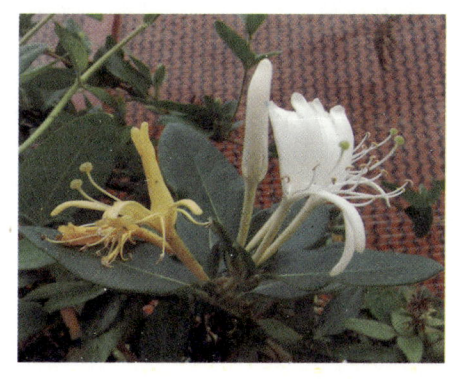

■金银花（忍冬藤）

金银花性甘味寒，刚开花为白色，盛开时变黄，散发一种特殊的清香，冬天也不落叶，故又称"忍冬"；花开时一蒂二花，又称"双花"；可治疗暑热、泻痢、流感、疔疮肿毒、急慢性扁桃体炎、牙周炎等疾病。

金银花好看、好用又好种，用枝条扦插即可成活。夏天开花时非常漂亮，既美化环境又净化空气，它的花还可泡水喝清热解暑。不过，需要注意的是，每年都有人上山采摘金银花，却将其与断肠草相混淆，误采误食断肠草，引发生命危险。因此，上山寻药必须在有经验的人带领下，仔细辨认，防止采错。

8. 风柜斗草（风鼓草）

在闽南山区的竹林里，生长着一种青草药。它个子不高，叶子对生，叶缘带有锯齿，摘一片放嘴里一嚼，有明显的酸味。它就是大名鼎鼎的风柜斗草。旧时，水稻收割之后，需要用风鼓车将稻谷和杂草筛出来，留下饱满的颗粒。风柜斗草的果实呈方形，与风鼓车的方斗很相像，因此，人们便称其"风鼓草"。

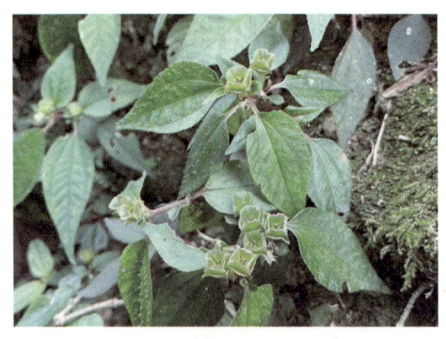
■风柜斗草（风鼓草）

闽南位于中国东南沿海，处于东方，五行属木，五脏与肝相应。近几十年来，闽南地区得肝炎、肝癌的人非常多，若不幸得了甲肝、乙肝，人们往往会去采风柜斗草煮水当茶喝，或者煲汤食用，有一定的治疗效果。黄锄荒一辈子悬壶济世，救人无数，在治疗肝病方面有独到造诣，他的"山橘绝臌汤"曾治疗多例肝硬化腹水，使病人转危为安。黄锄荒非常推崇风柜斗草这味药，认为它有很好的保肝护肝功效，值得推广。

9. 栀子（黄枝）

入秋之后，山上硕果累累，栀子显得格外醒目，它的果实呈椭圆形，黄色或橙红色，带有明显翅状纵棱。因其煮水之后汤液呈黄色，人们便称其为"黄枝"。春天，栀子花洁白如雪，香气四溢。栀子花用开水焯过之后，打入鸡蛋，可以做一道香喷喷的栀子花炒鸡蛋，色香味俱全，令人垂涎三尺。栀子可以算得上是集颜值、美味与功效于一身的青草药，一直为人们所推崇。

栀子的果实是天然的染色剂，在日常生活中有很多应用，安溪官桥的豆干便是用其染色。近年来，草木染风靡各地，栀子是最受青睐的染料之一，用它染

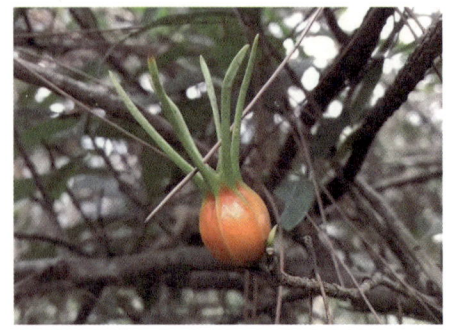
■栀子（黄枝）

出来的布匹、丝巾、T恤等，呈现淡黄色，典雅而清新，给人以超凡脱俗之感。

栀子主要以果实入药，清肝利胆，泻火除烦，对于肝炎黄疸、烦躁失眠，往往有不错的疗效。在闽南民间，它还常用于"调伤"，若遇跌打损伤久不愈者，将栀子打成粉，与猪油一起拌匀，外敷患处，可活血化瘀、通经活络，使老伤逐渐痊愈。

10. 射干（蝴蝶花）

射干茎叶疏长，看起来像一柄剑，叶子叠状排列，整体像一把扇子。它开花时很漂亮，犹如一只只的蝴蝶在飞舞，人们又称之为"蝴蝶花"。不少人喜欢在家中庭院或阳台种植射干，不仅因为它观赏价值高，还因为它具有一定的药用价值。

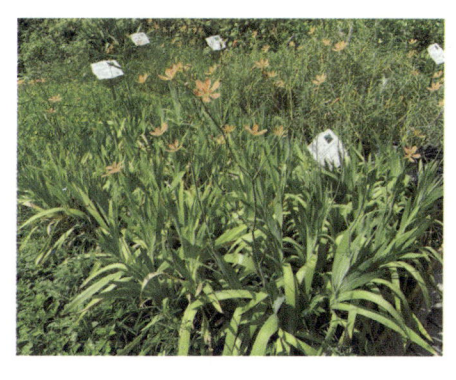
■射干（蝴蝶花）

射干以根茎入药，采挖新鲜的射干根茎，抠一小块放嘴里一嚼，有明显的清凉感。正因有这种特殊的味道，射干擅长清除咽喉的郁热。民间常将其与夏枯草一起配伍，用来治疗咽喉肿痛。两味药合在一起用，起到"1+1＞2"的效果，称为"对药"。射干+夏枯草，便是治疗咽喉肿痛最为经典的对药。

第二课　祛湿的青草药

天有六淫邪气，即风、寒、暑、湿、燥、火，其中，湿邪总是与其他邪气"狼狈为奸"。闽台地区依山傍海，瘴气、水湿很重，人体亦容易感染湿邪，湿邪黏浊，如油入面。湿气，夏天遇热成湿热，冬天遇寒成寒湿，遇风又成风湿，伤人于无形，很难祛除。应用闽台地区各种祛湿的青草药，辨证论治，可湿去病除。

1. 益母草（鸭母草）

益母草，顾名思义，就是对母亲有益的草，引申出去，就是说，它是对女性有益的草药。

众所周知，女性养生保健，以养血为主，益母草有很好的活血通经之功。女性若出现小腹疼痛，民间有经验的长辈便会到田间地头采一把益母草，加入适量红枣、红糖熬水，让病人趁热喝下。不一会儿，疼痛感便能缓

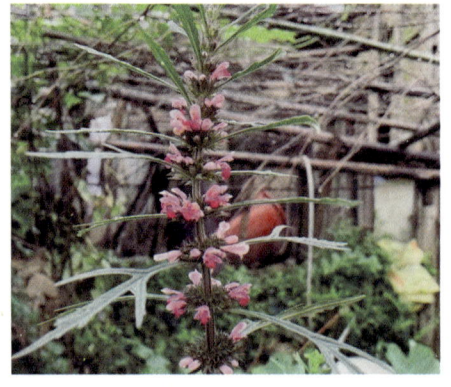
■ 益母草（鸭母草）

解。此外，人们也将其当成野菜食用。阳春三月，益母草长得正嫩，尚未开花，人们喜欢掐一小把益母草嫩叶，与小肠一起炖汤，味道微苦而带甘，非常可口，有疏肝解郁、健脾开胃的功效。若肝火比较大，喝上一碗，顿时会感到酣畅淋漓。

2. 荷叶（莲叶）

盛夏，很多池塘里的荷花都成片绽放，美不胜收。荷（莲）除了用来观赏以外，还是药食同源的良药，浑身都是宝，莲藕、荷叶、莲子、莲蓬皆可入药。

厦门人对荷叶情有独钟，旧时，每到酷暑，厦门中山路、开元路一带便有人挑着一整担荷叶沿街叫卖。人们将荷叶煮水，兑点蜂蜜，做成甘甜解暑的荷叶茶。厨艺好的妇人，则喜欢用荷叶做荷叶鸡。荷叶鸡带有淡淡的荷叶清香味，更加美味，同时，

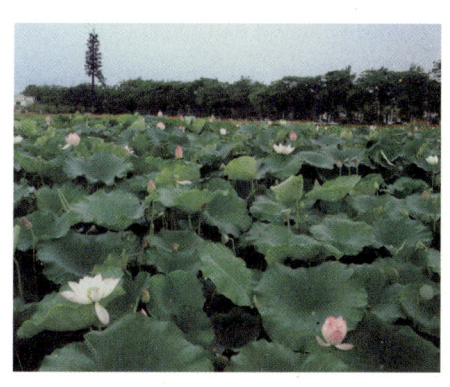
■荷叶（莲叶）

荷叶清凉之气中和了鸡的温热之性，使其不那么容易上火，人们可以放心地大快朵颐。如今，沿街叫卖的小贩已很稀少，但八市青草药一条街仍有人在卖荷叶，青草药养生传统得到了延续。

3. 白茅根（妈草根）

白茅根为禾本科植物白茅的根茎，可直接嚼食，味道甘甜可口。味甘，性寒，归心、肺、胃、膀胱经，有凉血止血、清热生津、利尿通淋的功效。传说东汉时期，洛阳有一个姓李的青年，家里非常贫穷，求张仲景治一下"穷病"。张仲景开了一个处方："白茅根，塞满房屋。"第二年春天，洛阳地区瘟疫流行，治疗瘟病的方子里必须用到白茅根，只有李生提前储存，可以大量供应。李生看

见穷人来买，就少收或不收钱，看见富商巨贾来买，便价格翻倍，这也是一种"劫富济贫"的善举。这场瘟疫过后，李生赚了一笔钱，他更加佩服张仲景预判疾病的能力。白茅根有清伏热、消瘀血、利小便的功能，是治瘟疫的良药。

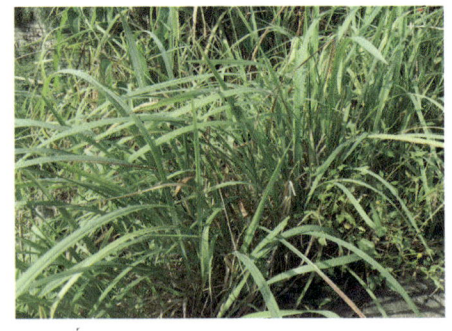
■ 白茅根（妈草根）

4. 土茯苓（冷饭团）

土茯苓是百合科植物光叶菝葜的根茎，它常生长在土层深厚的山坡上，其根状茎坚硬肥厚，表面褐色，切开的断面呈黄白色，粉性，有淡红色点，民间又称之为"冷饭团""硬饭头"。土茯苓最早记载于《本草纲目》，因其外形跟茯苓相似，故名土茯苓。《本草纲目》中记载，土茯苓"健脾胃，强筋骨，去风湿，利关节，止泄泻"。

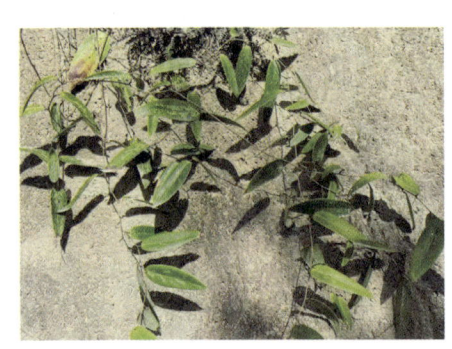
■ 土茯苓（冷饭团）

闽南民间有采挖土茯苓的根状茎，削皮切小块煲汤食用的习俗，有健脾除湿的功效。夏季天气炎热，汗出如雨，容易引发湿疹、荨麻疹等皮肤病，患者浑身瘙痒，苦不堪言。此时，若用土茯苓煲汤喝，便能祛湿止痒，也能缓解口干的症状。

5. 肾茶（猫须草）

肾茶，又叫猫须草，因为它开花时，花丝细长，看过去犹如猫的胡须一样。肾茶是一种外来植物，一开始引进时是为了美化环境，后来人们逐渐发现它有较高的药用价值。

闽南民间，人们更习惯叫它猫须草，朗朗上口，感觉很亲切。而它之所以叫肾茶，或许与它擅长治疗肾病有关。因它有很好的清热祛湿、利尿排石的功效，罹患肾炎、尿道炎或肾结石、膀胱结石，可将肾茶煮水当茶喝，水肿、腰痛、小便涩痛等症状很快便能缓解。

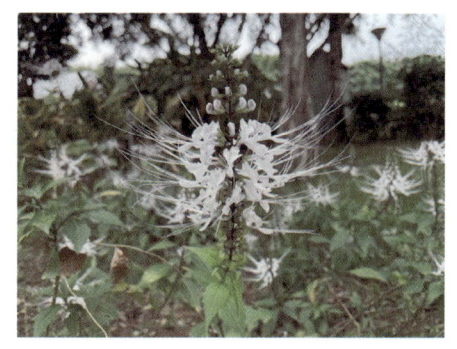

■肾茶（猫须草）

6. 杠板归（三脚鳖、有刺犁头草）

杠板归是爬藤类植物，浑身都是刺，叶子展平呈三角形。春天草长莺飞，杠板归也欣欣向荣。其嫩叶酸中带甜，止渴生津。到了夏天，杠板归成串的果实逐渐成熟，五颜六色，小巧可爱，味道酸酸甜甜，十分受孩子们欢迎。

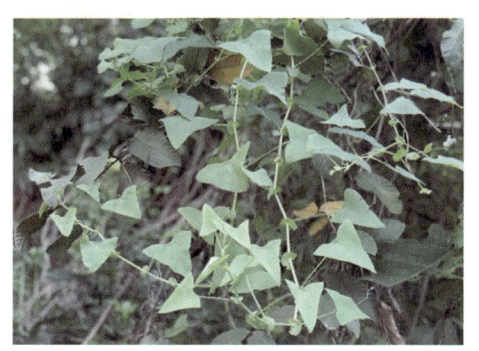

■杠板归（三脚鳖、有刺犁头草）

杠板归有一个奇特的别名，叫"蛇倒退"，名字的由来大概有三个：一、大多数毒蛇的头部呈三角形，杠板归叶子的外形与蛇头相似；二、带状疱疹，民间俗称"蛇疮"或"长蛇"，发病时患处长出红色水泡，疼痛难耐，人们常将新鲜的杠板归洗净，捣出汁来，与雄黄粉一起搅拌成糊状，外涂患处，十分有效；三、在医疗条件极差的时代，杠板归还是治疗蛇咬伤的一味青草药。

7. 马鞭草（铁马鞭）

马鞭草的茎为四方形，叶子深裂，呈现鸡爪状，叶形与益母草有几分相似，穗状花序生于顶端或腋下，看起来就像马鞭一样，故名马鞭草。民间俗称"铁马鞭"，听起来更加霸气。马鞭草花呈紫蓝色，远远看去，星星点点，小巧可爱，与乡村的景致相得益彰。

马鞭草貌不惊人，它的功效却不容小觑。孩子出现积食、胃口不佳、舌苔厚腻，甚至食积发烧的情况，可将马鞭草洗干净与瘦肉一起炖汤，给孩子吃几次，便能消食化积、恢复食欲。此外，马鞭草还擅长凉血散瘀，有跌打损伤、局部肿痛诸症，用马鞭草煮水当茶喝，便能慢慢康复。《圣惠方》记载："妇人经闭，结成瘕块，胁胀大欲死者：马鞭草五斤，熬膏。每服半匙，食前温酒化下，日二服。"治疗妇人闭经，也是取其活血化瘀之功，可见它还是一味妇科良药。

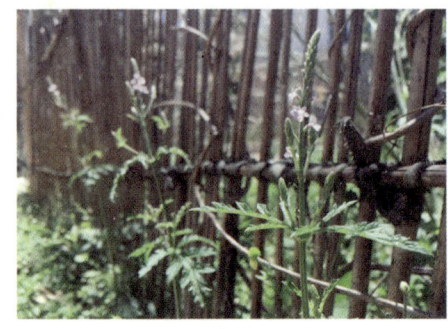
■马鞭草（铁马鞭）

8. 天胡荽（遍地锦）

在闽南传统建筑的院子里，生长着一种不起眼的小草，它就是天胡荽。它在天井、台阶、花盆匍匐生长，看起来满地青翠，因此，人们亲切地称之为"遍地锦"。遍地锦喜阴湿，叶子边缘有锯齿，节上生根，不需要养护，任意生长。它清热解毒，能治疗各种上火症状，将其煮汤内服，往往有不错的效果。

在闽南地区，青草药往往以新鲜入药为主，现采现用，并且人们发明了很多新颖的服用方法，更容易为年轻人所接受。比如，人们喜欢采摘新鲜的遍

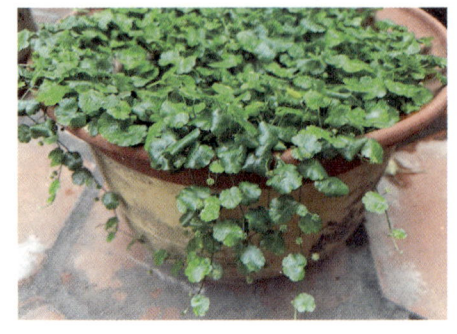
■天胡荽（遍地锦）

地锦，将其洗净，和甘蔗一起榨汁，当成饮料喝，既有甘蔗汁的清甜，又带着淡淡的青草香。盛夏时节，天气炎热，人易口干舌燥，或者出现口腔溃疡、扁桃体发炎等症状，适当喝一些遍地锦甘蔗汁，上述各种不适便能缓解。

9. 积雪草（乞丐碗）

积雪草是闽南农村常见的青草药，它为多年生草本植物，茎趴在地上匍匐生长，一整片郁郁葱葱。积雪草的叶子为圆形，有一明显裂口，看上去犹如一只有破口的碗，人们便形象地称其为"乞丐碗"。生活在海边的人们，认为其叶形像海里的蚶壳，因此叫它蚶壳草。在闽南民间，说到积雪草，很多人可能觉得陌生，而"乞丐碗"或"蚶壳草"，则是无人不知。

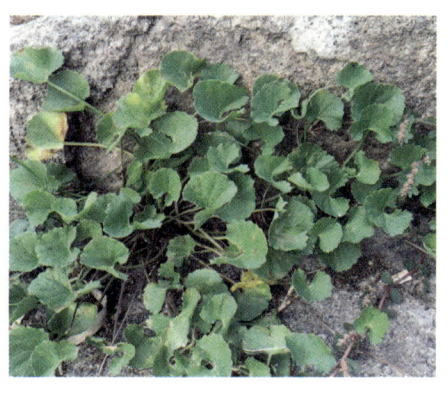

■积雪草（乞丐碗）

闽南有在立夏当天用积雪草煮水当茶喝的传统。人们认为，这样的话，夏天比较不容易中暑。如今，在厦门中山路、漳州古城一带，有一些茶饮店开发出更新颖的饮用方法，他们将甘蔗和积雪草一起榨汁做成饮料售卖，该饮品甘甜可口，解暑防暑，颇受欢迎。积雪草还有很好的利尿通淋之功，若遇肾结石、膀胱结石等泌尿系统结石症发作，疼痛难耐，急采一大把积雪草煎汤服用，往往有止痛之功。坚持服用一段时间，有的结石会被排出体外。

10. 火炭母（赤地利）

火炭母是一味常见的，具有清热利湿、凉血解毒功效的青草药。它最早被记录于《本草图经》中，被描述为"茎赤而柔"，闽南地区称它为"赤地利"。人们常用其养生祛疾，民间采新鲜茎叶捣烂，再与冷饭混合外敷，治疗手指无名肿痛，故又将其称为"冷饭藤"。对于小儿发育不良，或者孩子到了青春期（民间俗称"转骨"时期），长辈们习惯用火炭母根与鸡或瘦肉合炖给孩子吃，促进生长发育。

火炭母是多年生草本植物，茎柔软，为红色，叶柄甚至主叶脉也呈红色，有的老叶子表面还会有明显的V字形花纹。夏秋时节，开一簇簇的白色小花；近球形的黑色果实，晶莹剔透。火炭母的嫩茎叶和果实也是可以吃的，在野外口干舌燥之时，采其嫩茎，剥了皮放嘴里一嚼，酸中带甜，生津止渴；其嫩茎叶焯水后加调味料拌匀，即可食用。而成熟的黑色果实直接就被乡村小朋友当作美味小零食了。

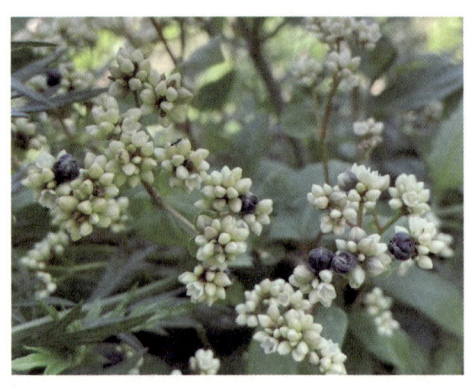
■火炭母（赤地利）

第三课　退癀的青草药

在闽台地区,"癀"是指一种特殊的疾病特征,主要以火热之症为主,"发癀"即身体出现了红肿热痛诸症,且这种热毒比普通炎症更加厉害,而"退癀"则是指通过治疗,红肿热痛诸症都消失。在闽台青草药中,以"癀"字命名的青草药有几十种,这些青草药都能够清热退癀,治疗各种红肿热痛。而其形态与身边的一些物象相近,古人以取类比象的思维,用比喻手法来命名,便有了各种"退癀"的青草药。这是具有鲜明地方特色的草药文化。

1. 白花蛇舌草(目目生珠草、蛇舌癀)

闽南地区蛇多,不仅山间田边有,甚至在一些住宅小区里也能发现蛇的身影。有一种能用来治疗各种毒蛇咬伤的青草药,名字里也带着"蛇"字,叫白花蛇舌草。

之所以叫白花蛇舌草,是因

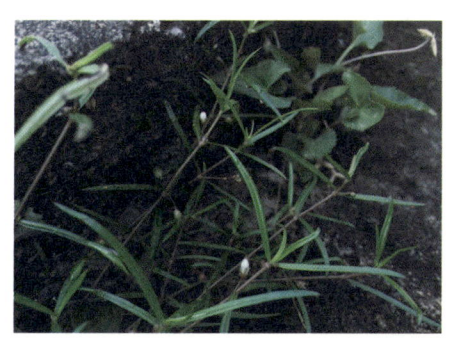
■ 白花蛇舌草(目目生珠草、蛇舌癀)

为它的叶子又细又长，形似蛇吐出的信子，也就是蛇的舌头。因它可清热退癀，民间又称其为"蛇舌癀"。春季开漏斗形的白色小花，花单生或成对生于叶腋。开花后结的蒴果像珍珠一般，所以又叫"目目生珠草"。

白花蛇舌草味甘、淡，性凉，可退癀解毒、利尿消肿、活血止痛。闽南民间常绞汁内服或捣烂外敷，除可解蛇毒外，还能治疗带状疱疹等。也可以用来泡水喝，近年被制成饮料"蛇草健康水"，因为口感不佳，人们戏称其为"黑暗饮料"。但由于有不错的保健功效，在闽南及东南亚华人地区颇受欢迎。临床上，白花蛇舌草有一定的抗癌功效，被广泛运用于各种癌症的治疗。

2. 叶下珠（老鸦珠、油柑癀）

在野外或者城市的绿化带里，经常能见到一种长得很像含羞草的植物，但是触碰它时，它的叶子并不会合拢，要等到夜幕降临，它的叶子才会合拢，第二天白天又张开，这种植物叫作"叶下珠"。夏天开白色的小花，花后结扁圆形的小果，形如小珠，隐藏在叶子下面，不容易被发现，这便是其名字的由来。叶下珠清热、降火、退癀，叶子与油柑叶

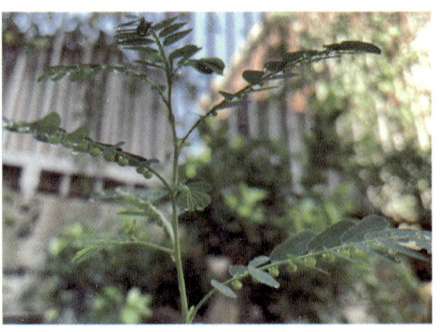
叶下珠（老鸦珠、油柑癀）

有几分相似，故又称"油柑癀"。它还有许多别名，如老鸦珠、日开夜闭、珍珠草等，都与其形态有关系。

叶下珠味微苦、甘，性凉，可退癀利尿、明目、消积。民间常用于治疗眼睛红肿热痛、肺炎、痢疾等症，也用于小儿疳积、夜盲症等。叶下珠常用来做药膳，洗净后与鸡肝（或鸭肝、猪肝、羊肝）适量一起炖煮半小时后，食肝喝汤，可补血、保肝、明目。吃了不

干净的食物拉肚子时,可以用新鲜的叶下珠加红糖煮水喝。

3. 球兰(绣球花叶、牛舌癀)

传统的闽南人,往往喜欢在自家院子或阳台种植各种植物,有花卉、蔬菜,更有青草药,其中有一味青草药几乎是必不可少的,它就是球兰,俗称"绣球花叶",闽台一带又形象地称之为"牛舌癀"。球兰属于爬藤类植物,喜阴凉之地。它开花时,花儿一个个倒挂着,与绣球很相似,漂亮夺目,起到很好的美化家居的作用。

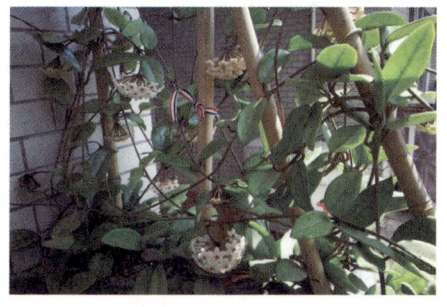

■球兰(绣球花叶、牛舌癀)

球兰之所以又叫"牛舌癀",是因其叶形长得像牛的舌头,且能清肺化痰,治肺热咳嗽,有很好的退癀之功。闽南民间一直流传着一个宝贵的经验:病人因肺炎引发高热,伴随咳嗽黄痰,可将新鲜的球兰叶子捣烂,挤出汁来,再兑入适量蜂蜜搅拌均匀,给患者服用,往往能药到病除。

4. 韩信草(虎咬癀、耳挖草)

韩信草,顾名思义,自然与汉初大将韩信有关。相传韩信在家乡时曾经被几个无赖打伤,邻居的大妈采来此草为他治疗。后来韩信在缺医少药的军中大力推广这种常见的草药,许多受伤的士兵因此受益,人们便称之为"韩信草"。

韩信草的直立茎呈四棱形,叶子对生,呈心形。春天开花时很漂亮,就像老虎张着嘴巴,故

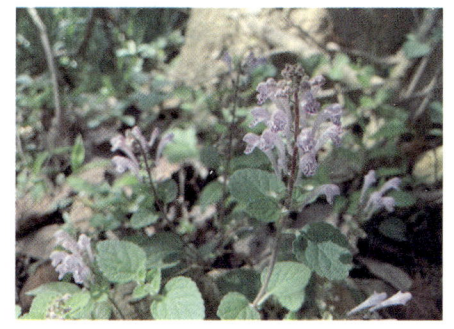

■韩信草(虎咬癀、耳挖草)

称"虎咬癀"。小花呈蓝紫色或白中带蓝,成对开在茎的一侧,像牙刷似的,故名牙刷草。果实像一个个挖耳匙,故又名耳挖草。

韩信草味辛、苦,性平,可祛风、退癀、活血、止痛。民间常用于清肝降火,治疗跌打损伤、肠炎、牙痛、咽痛、胸闷诸症。若不慎腰肌劳损,民间常用韩信草一把,与带壳鸡蛋同煮,喝汤吃蛋,便可起到通经活络、缓解腰肌劳损的功效。每逢春季,肝火上炎,出现脾气大、眼睛红肿热痛诸症,也有不少人采韩信草煮水当茶喝,以降火平肝,顺应春天生发之气。

5. 水蜈蚣(三莢草、耙齿癀)

有一种植物,喜欢生长在水边、田边和旷野湿地,其地下的根茎横着生长,匍匐多节,形似蜈蚣,故得名"水蜈蚣"。这个名字虽然听着有点吓人,但它其实长得很可爱。它的叶子很像耙子,又有退癀之功,故闽南民

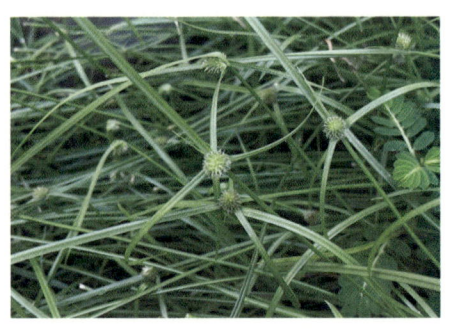
■水蜈蚣(三莢草、耙齿癀)

间称其为"耙齿癀"。夏天开花,在三片狭线形的叶状苞片的顶端交叉处,长着白色的球形花序,小巧玲珑,是以又称"三莢草""三人扛珠"。

水蜈蚣味甘、微辛,性平,可退癀利尿、去瘀消肿、舒筋活络等。叶子揉烂有一股清香之气,有点像菖蒲。它含有一定的挥发油,人们常晒干拿来做香囊或者提取精油。将其新鲜茎叶捣烂外敷,可治疗皮肤疮疡和外伤出血。民间常用水蜈蚣加凉稀饭捣敷伤口,有拔脓消肿、防止发癀之功效,将它煮水喝,可治疗感冒发烧。水蜈蚣又叫散寒草,可全草烧水泡脚驱寒;泡酒后能治疗跌打损伤。水蜈蚣还是疟疾的天然解药,故又称疟疾草。古人很早就

发现它能治疗疟疾，在医疗条件很差的年代，水蜈蚣不知救了多少人。如今它经常被当作杂草除掉，不能物尽其用，殊为可惜。

6. 土牛膝（倒刺草、鸡骨癀）

行走在农村的房前屋后、田间地头时，一不小心，土牛膝果实上的刺便会附着在衣服上。土牛膝的方形茎直立、细长，关节处膨大，像牛的膝盖，故名。其茎亦似鸡骨，有通络退癀之功，故又称"鸡骨癀"。夏日在枝顶及叶腋开淡绿色的小花，穗状花序。种子倒着生长，所以又名倒刺草。

土牛膝味微苦，性凉，可退癀、解毒、利尿等，民间常用于治疗咽喉肿痛，有散结之功。煮水喝可以治疗急性扁桃体炎、乳腺炎、乳腺增生、消肿瘤等。发烧初起，可用新鲜的土牛膝全草煮水，水烧开后两分钟，加点蜂蜜，温服，效果佳。用土牛膝的根炖汤，可治疗膝关节疼痛。

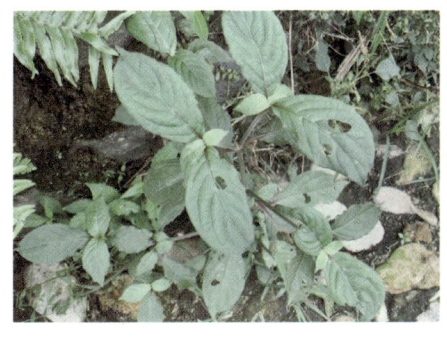
■土牛膝（倒刺草、鸡骨癀）

土牛膝也可当野菜食用。嫩叶可清炒，或焯水后直接加调味料凉拌，味道类似苋菜。还可以用来煲养生汤，炖猪蹄、瘦肉等，味道清甜，有强筋健骨、补肾壮腰之功。

7. 狭叶水竹草（鸡舌癀）

古人在传承青草药的过程中，非常推崇取类比象的思维，将身边常见的物象与青草药相类比。比如，狭叶水竹草的叶子细长，古人认为它长得像鸡的舌头，且擅长清热解毒，便称之为"鸡舌癀"。在老闽南人的印象中，这是一味必不可少的青草药，对于平日的养生祛疾，非常有帮助。因此，不少人家都会在房前屋后栽种鸡舌癀，用于防治各种常见病。

闽南地区,一年中有一大半的时间都是烈日暴晒,湿热很盛,人居天地之间,自然会受其影响,表现为各种上火症状。这也练就了人们通过观察,诊断出自己健康状况的能力。比如,小便比较黄,整天感觉口干舌燥,

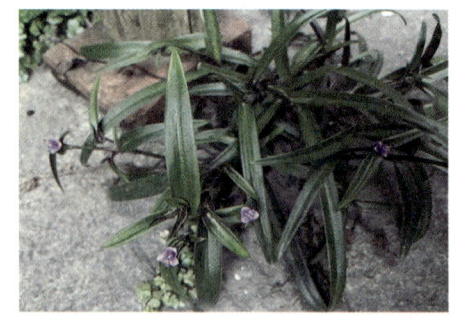
■狭叶水竹草(鸡舌癀)

无故眼屎多,证明体内淤积了火热之气。出现这种情况,人们会去采摘鸡舌癀,煮水当茶喝,火气便渐渐消退,阻断了疾病的发展。至于出现了有形之火,如扁桃体发炎、口腔溃疡、脸上长痤疮等,用鸡舌癀来治疗,更是屡试不爽。

8. 毛叶芋兰(一粒癀)

"花花相映不见叶,叶叶相衬不见花",说的是神奇的植物毛叶芋兰。它生长于林下或沟谷阴湿处,先开花后长叶,花叶两不相见。初夏开花,紫红色的花序亭亭玉立。花凋谢后长出叶子,只有一

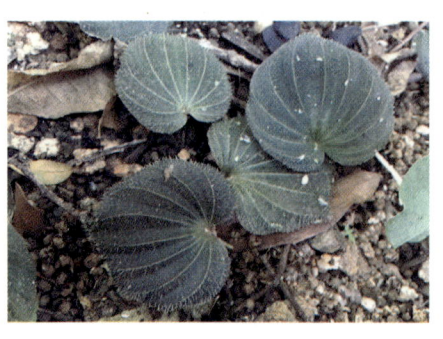

片,光合作用完全依赖这片叶子来完成。心形的叶面呈暗绿色或紫绿色,背面绿色或暗红色。叶的两面均有绒毛,故名"毛叶"。叶柄很短,几乎是贴着地生长的,阳光下疏生柔毛的叶片似星芒闪烁。

■毛叶芋兰(一粒癀)

毛叶芋兰是耐阴植物,药用历史悠久,被誉为"药王",味微苦,性平,能清肺退癀、解毒止痛、消肿散瘀等。它的块茎呈圆球形,故闽南民间称其为"一粒癀",表面密生着蛛丝状的共生菌,被视为珍贵草药。民间认为,一粒癀的清热退烧之功,无出其右者。

若遇高烧不退，可将一粒癀捣烂，加适量蜂蜜，兑凉白开水服用，退烧往往立竿见影。民间有一宝贵经验，即将一粒癀的块茎浸泡蜂蜜一个月以上，能治疗小儿手足口病。

9. 长萼堇菜（犁头草、蕹菜癀）

春天，万物复苏，山野、草地里，许多娇美的小野花争奇斗艳。长萼堇菜精致的紫色花朵像一群紫色的小蝴蝶在春风里轻舞摇曳，很引人注目。它的叶子很好辨认，呈三角状卵形，像绿色的宽箭头，指引着人们来欣赏它的美好；又像农村用来耕田的犁头尖一样，所以也叫犁头草；也像空心菜叶，闽南人称空心菜为蕹菜，故称长萼堇菜为"蕹菜癀"。长萼堇菜的果实很小，长圆形，成熟时会"炸"裂，种子向外"发射"。这是种子传播的一种方式，很有趣。

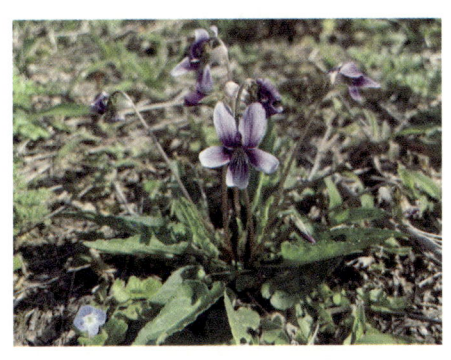

■长萼堇菜（犁头草、蕹菜癀）

长萼堇菜味苦、辛，性寒，可退癀解毒、凉血消肿，擅清肝胆之热，常用来治疗急性黄疸型肝炎、急性结膜炎等。民间还将其嫩叶作为野菜食用，可清炒、煲汤、做馅料包饺子馄饨等，不仅口味鲜美，而且营养丰富，含有丰富的蛋白质、氨基酸以及多种维生素、微量元素等，属于药食同源佳品。长萼堇菜还具有出色的排毒功效，所以又被戏称为排毒草。

10. 爵床（六角英、麦穗癀、鼠尾癀）

春夏时节，走在乡间林荫小道上，往往会看到一种不起眼的小草，开着紫色小花，其花序生于植物顶端，看起来像一撮麦穗似的，小巧可爱，在闽南民间，人们形象地称之为"麦穗癀"。又因它与老鼠尾巴有几分相像，所以也称"鼠尾癀"。名字带"癀"，可见麦穗癀可清热退癀。

麦穗癀中文名称为爵床，这味药广泛应用于闽南民间，应用历史非常久远，早在《神农本草经》便有记载："主腰脊痛，不得着床，俯仰艰难，除热，可作浴汤。"将它煮水泡澡，有治疗腰背酸痛的功效。古代，闽南习武之风颇盛，少林五祖拳、永春白鹤拳等流行一方。在习武的过程中，难免会有跌打损伤。将麦穗癀煮汤内服、煮水外洗，有通经活络、修复患处的效果。此外，它又是儿科常用药，有很好的健脾胃开胃、消食化积的功效。小朋友积食，胃口不佳，骨瘦如柴，人们便将麦穗癀与瘦肉同炖，小朋友喝汤吃肉，可化积食。

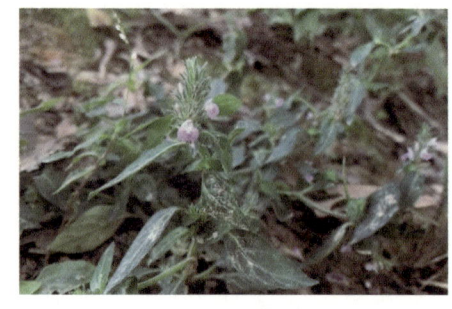
■爵床（六角英、麦穗癀、鼠尾癀）

第四课　常用饮食的青草药

千百年来，闽台百姓用青草药祛疾除患，主要是用草药四气五味之偏性纠正人体阴阳之偏，热者寒之，寒者热之，阴阳平衡而病瘥。其中，有一类青草药性味平和，既有药用价值，又可作为日常食物，或炖汤，或煎蛋，或煮鱼，或清炒，此类青草药被称为"常用饮食的青草药"或"药食两用的青草药"。

1. 石橄榄（石仙桃）

石橄榄又称石仙桃、石上莲、果上叶，是一种兰科植物，生长在陡峭的石壁上，或者附生于老树上，可谓"吸收天地之灵气，汲取日月之精华"。它外表很有特点，茎是膨大的假鳞茎，成串生长，有的卵形，像橄榄，有的圆形，像仙桃，上面长两片叶子。

在闽南，很多家庭喜欢用石橄榄与家禽、肉类一起煲汤，煲

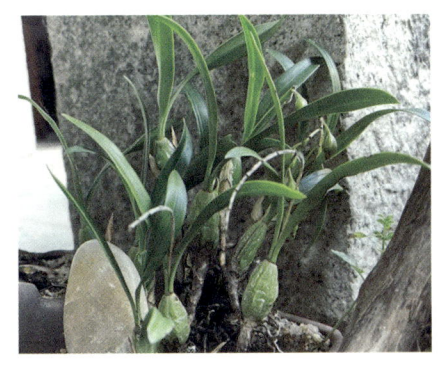
■石橄榄（石仙桃）

出的汤有一种特殊的清香味，是一道四季皆宜的药膳，对许多疾病都有预防或缓解的作用。石橄榄有清热养阴、化痰止咳、润肺生津、利湿消瘀的功效，因此广受欢迎，为人们的健康保驾护航。比如，新鲜的石橄榄和猪肝沿一起炖，加少量的红曲或山药，能够缓解儿童厌食、消瘦、咳嗽等症状，适合阴虚火旺或热性体质孩子的调理。石橄榄炖小肠或猪肚，则有很好的养胃阴的作用，适宜经常便秘、口干、胃有灼热感的人调理。现代人如果辣椒吃多了，容易出现口干思饮、口腔溃疡、便秘等症状，炖点石橄榄吃，可以起到平衡作用。

2. 金线莲（鸟人参）

"北有虫草，南有金草。""金草"，说的就是在闽南家喻户晓的珍稀中草药金线莲。金线莲的叶子上分布着清晰可见的金黄色网纹，犹如在叶面上绣着一条条金线，既美观，又显得高贵，"金线莲"之名由此而来。它又名金线兰、花叶开唇兰，主要长在阔叶林的树荫下，现在野生的极少，多为人工培育。一般在夏秋开花，花瓣为白色或浅红色，流苏似的，清新淡雅。

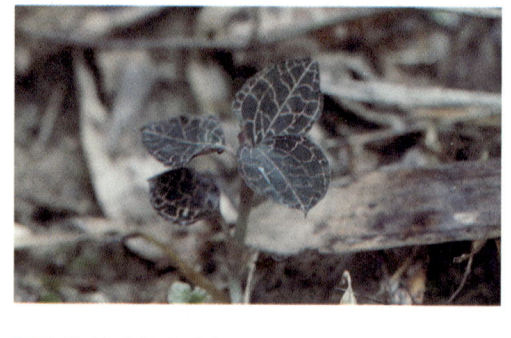

■金线莲（鸟人参）

金线莲味甘，性平，能清热凉血、清肺护肝、除湿解毒通络，主治咳血、肺结核吐血、肾炎、糖尿病等，被称为"神草""药王"。金线莲又称鸟人参，据说鸟儿生病会飞到林中觅食金线莲，可见其功效强大。金线莲是药食同源佳品，食用方法众多，民间常煮水代茶，凉血保肝；与肉泥一起炖汤，吃肉喝汤，可治疗体虚烦热。金线莲炖鸡汤、金线莲炖鸽子汤、金线莲炖老鸭汤等，是流传很广的特色药膳佳肴。它不仅作为高级煲汤材料走入家家户户，还成为老百姓的天然保健品。常与其他中草药搭配应用，以增强疗效。

闽南地区还有一个习俗：小婴儿刚出生就给他喂点金线莲煮的水，可以清胎毒、去黄疸。婴儿尚且可以服用，其药性平和可知。

3. 铁皮石斛（石斛）

大名鼎鼎的铁皮石斛可是一味国宝级中药，它位列"中华九大仙草"之首，被誉为"药界大熊猫"，民间称其为"不老仙草""救命仙药"。

铁皮石斛的形态特征十分明显，其茎部粗壮，像竹节似的，节间紧密，表面呈现铁锈色，故得名"铁皮"。人们以铁皮石斛的假鳞茎入药，反复炮制、揉搓、晾晒，形成一个个螺旋状的小球，称为"枫斗"。因色泽金黄，卷曲如耳环，故又叫"金耳环"。

铁皮石斛的叶片细长，呈披针形，颜色深绿，质地坚韧。淡黄绿色的花又美又香，可以煮水当茶喝，可润肺明目，集药、食、观赏三大价值于一身。野生的铁皮石斛常生长于高海拔的深山老林，附生在悬崖峭壁或者古树枝干上面。

铁皮石斛味甘、淡、微咸，性寒，可滋阴清热、生津止渴，是滋阴圣品，属于药食同源佳品。它还有强筋壮骨、固腰健膝之功，可调理腰膝酸软、下肢萎弱等症状，保健、药用价值极高，可榨汁、口嚼、泡茶、入膳、泡酒、熬膏等。铁皮石斛炖乌鸡，是一道广为流传的药膳，用于缓解热病伤津、口干舌燥、咽喉肿痛等症状。

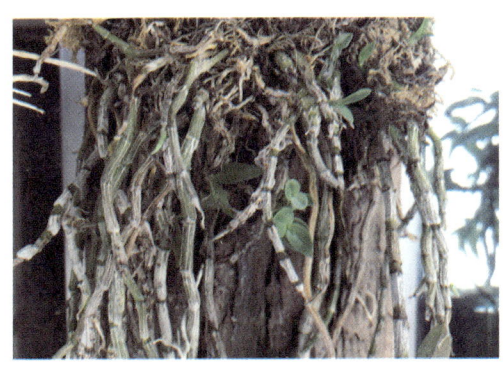
■铁皮石斛（石斛）

4. 紫苏（赤苏）

近年来，人们住进高楼大厦，远离土地，房前屋后种植青草药成了奢望，于是，在家中阳台种植药食同源的青草药成了新的潮流，既可美化环境，又可供食用、药用。紫苏便是一味很受青睐、适合种在阳台的青草药。

紫苏为唇形科一年生直立草本植物，味辛，性温，归肺、脾经。它全身都可入药，但不同部位的功效有所不同。紫苏叶可解表发汗，治疗感冒头疼发热。比如春夏之交昼夜温差大，没及时添衣而受寒，或者炎热的夏天，出了一身汗又去吹空调，容易引起感冒发烧，用紫苏、生姜、红糖一起煮水喝，身体微微出汗，便能邪去热退。紫苏叶另有一特殊

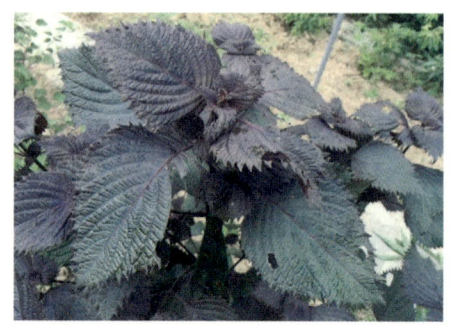
■紫苏（赤苏）

功效，就是可解虾蟹之毒，平常烹饪海鲜时加点紫苏叶调味，既可中和鱼虾之寒，又可去其腥味。苏梗则可疏肝解郁、宽胸理气，平常爱发脾气或容易郁闷的人，可经常服用苏梗茶。紫苏子有止咳平喘、润肠通便之效。明朝大医韩天爵在《韩氏医通》一书中记载的"三子养亲汤"，可帮助年高体弱之人用于温肺化痰、降气消食，安全平和，十分有效。"三子"即苏子、白芥子、莱菔子。

5. 马齿苋（猪母菜）

闽南有一句俗语："乡间无闲草，见青就是药。"这是指走到野外，满山遍野的绿色植物，大多数具有药用功效。马齿苋这味药就很好地诠释了这句话。马齿苋的名字与其外形有关，它的茎一般为红色，叶子长得像马的牙齿，所以称为"马齿苋"。它野生于农田、菜园、路旁，甚至从台阶石缝中冒出来，肆意生长。旧时，人们常

采马齿苋喂猪，所以它还有一个有趣的名字——猪母菜。

马齿苋也是一种野菜，清炒或凉拌均可，吃起来味道酸爽，非常可口，有疏肝解郁之功。闽南湿热重，容易引发湿疹、疔疮、红肿等皮肤病，令人瘙痒难

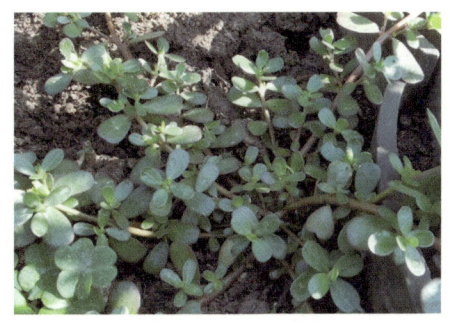

■马齿苋（猪母菜）

耐，夜不能寐。将马齿苋洗干净捣烂，外敷患处，往往敷几次便可肿消痒止。因此，它也被称为天然的抗生素，是皮肤病的克星。

6. 风葱（龙爪葱）

闽南属于亚热带地区，夏天湿热，到了冬季，东北季风来袭，寒风凛冽，若不加防范，容易为寒风所伤，表现为风寒感冒。此时，人们便会想到一种特殊的青草药——风葱。风葱有别于普通的细葱，其葱管较粗，辛味更加浓郁，因此有很好的发汗解表、治疗感冒的功效。

闽南一带流传一种治疗风寒感冒的独到经验，若感冒伴随咽痛，可采三四根风葱，切成小段，在锅里煮几分钟，再敲一个鸡蛋进去，搅拌均匀喝下，发烧往往覆杯而愈，咽痛也随之而解。风葱发汗解表，驱寒外出，鸡蛋则开喉利咽，两者相加，效若桴鼓。如今，人们家中安装空调，很多人夏天贪凉喜冷，容易引发风寒感冒。不少人便在家中阳台种植风葱，若遇到感冒，便按照老祖宗传下来的方法，采摘风葱治疗，效果十分明显，体现了青草药的简便验廉。

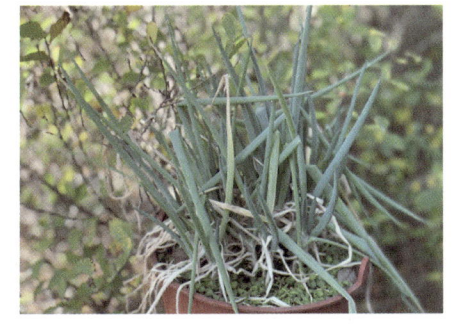

■风葱（龙爪葱）

7. 虎尾轮（猫尾射）

在历代与疾病斗争的过程中，人们逐渐认识到，病已成而后药之，为时已晚。只有在日常生活中注重养生防病，才是求本之道。因此，人们不断挖掘各种药食同源的青草药，将其做成药膳，既有防病功效，又是可口的美食，一举多得。在闽南人眼中，虎尾轮便是这样一种青草药。

虎尾轮因其开花时花序长得像老虎的尾巴而得名，看过去虎虎生风，漂亮又不失威严。老虎是猫科动物，虎尾轮又称"猫尾射"。每年入冬后，气候干燥，正是采挖根茎类草药的季节，药农便到山里去采挖野生的虎尾轮，将其晒干备用。用虎尾轮煲汤，是闽南的习俗。虎尾轮汤喝起来则有淡淡的参香味，老少皆宜。常喝虎尾轮汤，有补中益气、祛风除湿的功效，对于平日体虚乏力或者腰酸腿痛的人，非常有帮助。

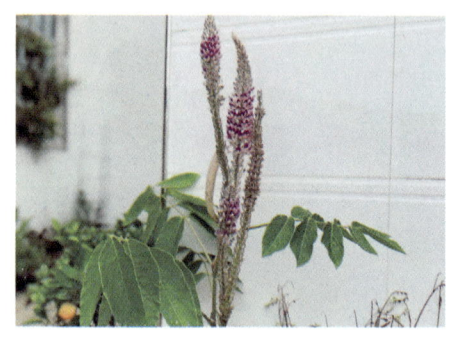
■ 虎尾轮（猫尾射）

8. 绞股蓝（七叶胆）

俗话说："北有长白参，南有绞股蓝。"绞股蓝是南方常见的草质攀缘植物，绿色的茎细弱，长着卷须。缠绕俗称"绞"，卷须绕于茎上为"股"，叶子在背阴处看起来呈现蓝绿色，故得此名。绞股蓝具鸟足状复叶，通常为五叶、七叶、九叶，俗称七叶胆、五叶参、七叶参等，七叶的药效更好，九叶的通常少见。淡绿色的花玲珑剔透，五枚小小的、尖

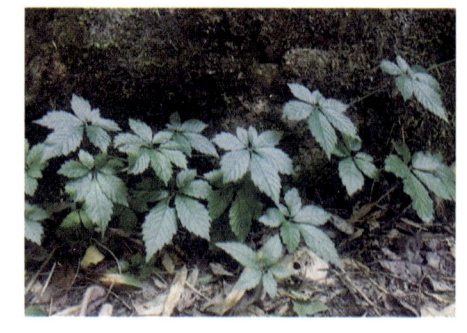
■ 绞股蓝（七叶胆）

尖的花瓣，像五角星。浆果球形，成熟时紫黑色。

绞股蓝味苦，微甘，性寒，可清热解毒、清肺祛痰、养心安神、降脂降糖。20世纪八九十年代，肝炎多发，绞股蓝很受推崇，民间广泛种植。绞股蓝偏喜阴湿之地，常成片生长。新鲜的嫩叶能食用，摘下一片放嘴里嚼，甘中带苦，解渴生津，是不可多得的一味野菜。它的吃法多种多样，可以清炒或者焯水后佐以调料凉拌，也可以加入米饭同煮，熟后的绞股蓝饭色泽翠绿诱人，松软香甜。人们还通过杀青、揉捻、烘焙等制作工艺，将其炮制成绞股蓝茶，作为日常饮品，起到保肝护肝、降三高等功效。绞股蓝因为有较强的保健功效而为人们所青睐，被誉为"南方人参""第二长寿药草"。

9. 鼠曲草

20世纪初，同安草药专家陈焕章下乡出诊时，有村民请他吃一种用草蒸出来的粿。这种草就是他常用来治疗风寒咳痰、哮喘气逆、支气管炎、胃溃疡、高血压的鼠曲草。鼠曲草性平味甘，能和中益气、止泻除痰、止咳平喘。陈焕章在书中记载："鼠曲，生田野，叶苍白色，有白毛，花黄，二月间采之，捣烂杂米粉作粿，食之甜美。"小米粉、糯米粉、芝麻粉、白糖各适量，与焯

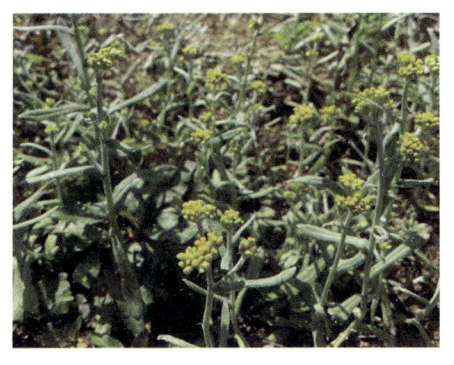

■鼠曲草（清明菜、佛耳草）

水后剁成茸的鼠曲草和在一起，揉成均匀的大团，取一小块揉成小团，按扁后捏成小碗状，装入芝麻、白糖，包好后上蒸笼蒸熟，即美味的清明粿。

鼠曲草，闽南民间俗称清明菜、佛耳草，生于路旁、田野、山坡、草地中，叶片、茎干披着白色的绵毛，叶片没有叶柄，外形呈

小汤匙状,又像小老鼠的耳朵,嫩黄色的花苞,形似一粒粒膨大的大黄米粒。清明时节,采一把山野中的鼠曲草,做成软糯香甜的清明粿,既美味,又能改善人们的亚健康状况。采草药、做美食,也为人们的日常生活带来了别样的乐趣。

10. 罗勒（九层塔）

积食是很多孩童容易出现的亚健康症状,表现为舌苔厚腻、不思饮食、腹胀腹痛,出现这种情况,父母往往都心急如焚。有经验的中医儿科专家往往建议孩子少吃糖果、饮料、冰镇食品等,以免损伤胃气,再以健脾开胃之药进行

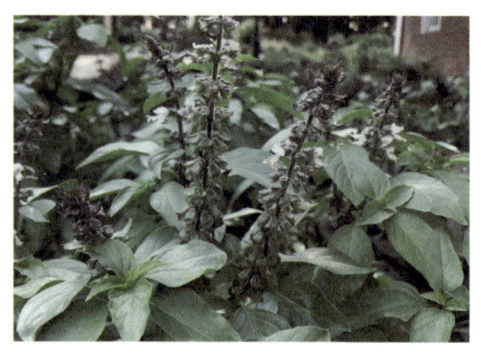

■罗勒（九层塔）

调理。不少医生还会建议家长将鲜嫩的罗勒叶剁碎后炒鸡蛋给孩子吃。罗勒芳香醒脾,药食两用,因其治疗小儿积食的功效,不少家庭都有种植。

罗勒经由印度传入中国,罗勒之名便是从印度语音译而来的。由于罗勒的花序重重叠叠,如层层高塔,故以"九层塔"称之。"九"在中国古代为阳数的极数,用以形容极多。

罗勒全株芳香,有"香草之王"的美誉,具有祛风健胃、行气活血、解毒消肿等功效,闽南民间常用于治疗风寒感冒、夏季伤暑、胃痛胀气、风湿关节痛等病症。罗勒也是一味常用的厨房香料,在中国南方沿海地区,烹炒螺、鳝、蚌、蛤等时,罗勒与姜、葱、蒜一样,可去除腥味,提升香气,让人食欲大开。

参考文献

1. 《黄帝内经》，姚春鹏译注，中华书局，2014年。
2. 《神农本草经》，李爱勇编著，民主与建设出版社，2020年。
3. 张仲景：《伤寒杂病论》，中国中医药出版社，2018年。
4. 孙思邈：《千金方》，中医古籍出版社，2022年。
5. 刘永国编著：《炎帝神农传说故事》，武汉出版社，2021年。
6. 李经纬：《中医史》，海南出版社，2015年。
7. 袁珂：《中国神话传说（简明版）》，北京联合出版公司，2015年。
8. 陈道瑾主编：《十大名医》，上海古籍出版社，1990年。
9. 陈倩、赵佳编著：《千古中医千古事——细说中医源流典故》，武汉出版社，2009年。
10. 郁东海等主编：《中医名人、传说与医事》，上海科学技术出版社，2017年。
11. 房跃红编写：《神医扁鹊》，吉林出版集团股份有限公司，2020年。
12. 姜正成：《大医济世张仲景》，中国财富出版社，2016年。
13. 石继航：《孙思邈》，中华书局，2022年。
14. 徐彻、李焱：《道界百仙》，上海三联书店，2019年。
15. 何池编著：《吴本：宋代名医　保生大帝》，福建人民出版社，2020年。
16. 叶贤恩：《李时珍全传》，湖北科学技术出版社，2012年。

17. 刘德荣主编：《福建医学史略》，福建科学技术出版社，2011年。
18. 肖林榕、林端宜主编：《闽台历代中医医家志》，中国医药科技出版社，2007年。
19. 周济、管成学主编：《苏颂研究论文新编》，中国文化出版社，2009年。
20. 黄有霖主编：《福建省政协文史资料选编：医学类》，厦门大学出版社，2016年。
21. 黄鸣奋、李菁编撰：《厦门人物（历史篇）》，鹭江出版社，1999年。
22. 郭瑞明编撰：《厦门人物（海外篇）》，鹭江出版社，1999年。
23. 陈永建：《同安历史名人与民间小吃》（下集），厦门市同安区老年大学校本教材。
24. 黄锄荒、卢志明、颜艺芬：《闽南青草药》，鹭江出版社，2013年。
25. 蔡锦芳：《济世中医·本草解析》，中医古籍出版社，2019年。
26. 蔡锦芳：《济世中医·本草解析》（第二册），内部使用，2019年。
27. 宋纬文、张揙发：《龙湫本草》第五辑，福建科学技术出版社，2012年。

后记

我们四人来自不同的行业，皆非医学科班出身，只是从小耳濡目染，并受惠于青草药。机缘巧合之下，我们在厦门市保生青草药传习中心相遇相识，在总顾问陈耕老师和专委会各位专家的带领下，潜心学习青草药知识。大家跋山涉水，去认识各种闽南青草药；深入民间，积极向草药专家取经；广泛阅读，学习传统中医典籍和各种草药书籍。我们自知天资鲁钝，希望勤能补拙，故而不敢松懈，始终秉持一颗热爱青草药之心。随着学习的不断深入，我们逐渐明白，青草药应用并非遥不可及，而是与日常生活息息相关，人人皆可学以致用，造福自己和家人。

2016年8月19日，习近平总书记在全国卫生与健康大会上指出："要把人民健康放在优先发展的战略地位，以普及健康生活、优化健康服务、完善健康保障、建设健康环境、发展健康产业为重点，加快推进健康中国建设，努力全方位、全周期保障人民健康，为实现'两个一百年'奋斗目标、实现中华民族伟大复兴的中国梦打下坚实健康基础。"本书的撰写，正是循此教导，努力搜采闽南民间的健康知识、智慧，挖掘让民众不生病、少生病、不生大病的传统文化，汇聚民间健康学问，以期进一步探索构建中国特色的健康学科，切实为健康中国建设尽自己一份微薄的力量。

　　这本小册子是我们初步的尝试，能够出版面世，得益于厦门市海沧区委宣传部、海沧区社科联的大力支持，得益于陈耕老师和各位学术顾问的谆谆教导、关怀鼓励，在此致以诚挚的谢意。由于先天不足，根底浅薄，书中错漏之处在所难免，还望前辈老师和同仁不吝斧正。

许子贤、秦丹、蔡秀草、扈美丽
2024年12月9日

图书在版编目（CIP）数据

保生青草药文化概述 / 许子贤等编著. — 厦门：鹭江出版社，2024.12. —（海沧社科丛书）. — ISBN 978-7-5459-2399-5

Ⅰ．R28

中国国家版本馆CIP数据核字第2025VX1902号

出 版 人	雷　戎
责任编辑	刘奇俊
封面设计	林紫微
版式设计	林紫微
美术编辑	林烨婧
封面插画	胡　霞

BAOSHENG QINGCAOYAO WENHUA GAISHU
保生青草药文化概述

许子贤　秦　丹　蔡秀卓　扈美丽　编著

出版发行：	鹭江出版社
地　　址：	厦门市湖明路22号　　邮政编码：361004
印　　刷：	厦门兴立通印刷设计有限公司
地　　址：	厦门市同安工业集中区同安园139号　　联系电话：0592-5991681
开　　本：	700mm×1000mm　1/16
插　　页：	4
印　　张：	13.25
字　　数：	168千字
版　　次：	2024年12月第1版　　2024年12月第1次印刷
书　　号：	ISBN 978-7-5459-2399-5
定　　价：	60.00元

如发现印装质量问题，请寄承印厂调换。